真正可以降低體脂肪的吃法

핏블리의 다이어트 식단 전략집

以運動營養學為基礎，健身前中後聰明吃
加速達成增肌減脂的最強飲食攻略

參考文獻

編註：本頁書籍除《高效健身解剖書》，其他皆為暫譯中文書名。

- 《奇蹟的食譜（기적의 식단）》，이영훈，북드림
- 《健康與運動營養學嚮導（건강·스포츠 영양학 길라잡이）》，Melvin H. Williams，㈜라이프사이언스
- 《肌肉運動補充品指南（근육운동 보충제 가이드）》，Frederic Delavier、Michael Gundill，삼호미디어
- 《初次診療學院營養劑處方指南（일차진료 아카데미 영양제 처방 가이드）》，김갑성·임종민，바른의학연구소
- 《FITVELY 的減肥生理學（핏블리의 다이어트 생리학）》，핏블리（문석기）·문나람，쇼크북스
- 《高效健身解剖書》，FITVELY（文碩氣），葛瑞絲譯（瑞麗美人國際媒體，2022年）
- Food selection changes under stress. Zellner DA, Loaiza S, Gonzalez Z, et al.
- Are stress eaters at risk for the metabolic syndrome? Epel E, Jimenez S, Brownell K, Stroud L, Stoney C, Niaura R.
- Fructose and NAFLD: The Multifaceted Aspects of Fructose Metabolism Prasanthi
- Jegatheesan and Jean-Pascal De Bandt
- The indigenous gastrointestinal microflora. Trends Microbiol Berg R D et al.,
- Berg R D et al., The indigenous gastrointestinal microflora. Trends Microbiol 4:430-435,1996.

真正可以降低體脂肪的吃法

핏블리의 다이어트 식단 전략집

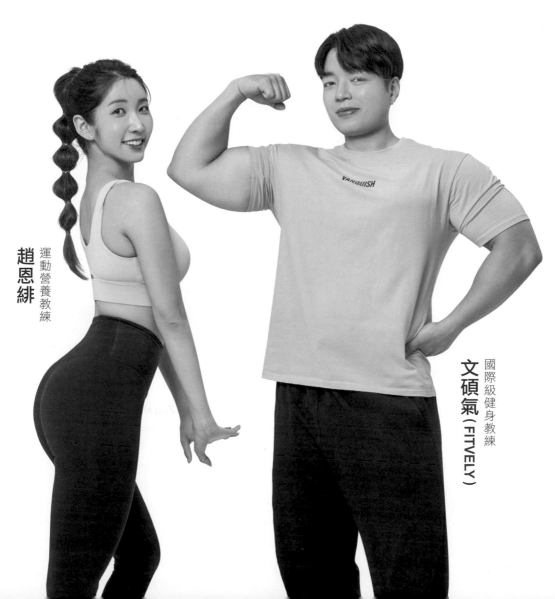

運動營養教練
趙恩緋

國際級健身教練
文碩氣（FITVELY）

狂運動都沒瘦，
是因為你不懂運動營養學！

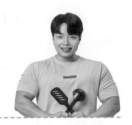

Hey what's up guys~! 大家好，我是 FITVELY 文碩氣。已經是第七次透過書本跟各位見面了，這次在書中收錄了許多人敲碗已久的「不挨餓就能瘦的減肥菜單」。

雖然市面上已經有許多關於營養的書籍，但專門寫給健身者的營養專書卻很少。「運動營養學」是以運動為前提，所以跟「一般營養學」的內容不太一樣。有在做重訓的人跟完全不運動的人所需要的碳水化合物、蛋白質和脂肪不同，以下我會簡單說明什麼是「運動營養學」。

以營養學來細分碳水化合物，可分為簡單碳水化合物、複合碳水化合物和膳食纖維。例如兩個同樣含有 10g 碳水化合物的食物，若其中一個含有 9g 的糖，另一個含有 2g 的糖，兩者的營養價值就大不相同。因此，如果要減重，就需要檢視碳水化合物裡的糖量。

水果的果糖也屬於碳水化合物，我們在外面買的飲料大部分都含有果糖，所以會大幅影響體重的增減。不過，也不能因此就認為果糖都是不好的東西，大部分的運動飲料都含有果糖，像空腹運動那樣需要快速補充能量時，攝取果糖就是一個聰明的策略，能讓肌肉的流失降到最低。

運動營養學正是以這個角度來探討運動時該吃何種食物、該怎麼吃，以及該吃多少。以重量訓練為主的人，跟以有氧運動為主的人該攝取的蛋白質和碳水化合物一定不一樣。運動前吃東西，身體會出現什麼激素作用？運動結束後立刻吃東西，身體會怎麼吸收？只要理解這些，無論你的目標是減重還是增肌，都能更有效率地達成目標。

書中會儘可能地以輕鬆有趣的方式探討瘦身飲食，並提供大量可簡單跟做的減重食譜，也包括可直接利用市售產品的菜單，希望各位在進行飲食控制時能常常拿出來看。這本書是我與趙恩緋老師共同撰寫的，她是我所創立的線上健身平台「FITVELY HIPSEOUL」的線上教練，在烹飪方面比我這個料理白癡優秀許多，希望大家一定要跟著做做看。

再次感謝 YouTube 頻道的 106 萬訂閱者（前輩）總是陪伴著 FITVELY。

吃著厭煩的地瓜想著起司球

2022 年 6 月

FITVELY

你的飲食控制
不是真正的飲食控制

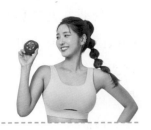

大家好，我是線上教練趙恩緋。大家或許會疑惑，什麼是「線上教練」呢？我目前擔任線上健身平台「FITVELY HIPSEOUL」的首席講師，負責指導學員們的飲食，自己也開設了 YouTube 頻道《PINKHIP 恩緋》。

我平均每個月都負責指導兩百位學員，我發現減肥路上最難的不是運動，而是「飲食」！就算與減重相關的飲食資訊滿天飛，大家依然不知道哪個才適合自己，如果只是依樣畫葫蘆，這樣當然無法得到滿意的成效。

我自己也不例外。我比別人經歷過更多次減肥失敗，每一種瘦身飲食法我都嘗試過：單一飲食減肥法、丹麥減肥法、生酮飲食法、間歇式斷食等。回想當時的我，非常想瘦下來卻不懂方法，只是像無頭蒼蠅一樣努力嘗試每一種方法。我屬於小腹很大、體脂肪很高的隱性肥胖，但我從來沒有檢視過自己的體型，只是一味追逐當下流行的減肥法，最後當然總是以失敗收場。

控制飲食很困難沒錯，但我敢大膽地說，只要正確控制，一定能瘦下來！因為我全部都經歷過了。說不定，你正在執行的飲食控制並不是「真正的飲食控制」，因為真正的飲食控制，要先分析自

己的體型是肌肉型還是體脂肪型，才能以此來考量營養，並進一步採取飲食控制。如果完全不考慮體型，光是吃很少，反而會讓基礎代謝率下降，變成易胖體質。此外，為了長肌肉而只吃蛋白質，還是有可能會變胖。

控制飲食之所以困難，就是因為要考量體型和營養，還要具備意志力。就算非常努力運動，如果想吃的東西都不忌口，依然很難降低體脂，也無法接近理想中的身材。如果你曾經因為節食失敗而暴飲暴食，一定會很清楚無法控制口腹之慾而對自己感到失望的感覺，也曾為了挽回而再度強迫自己節食。這個過程持續久了，要不就是想靠餓肚子瘦下來卻在食欲爆發時大吃大喝，要不就是在吃完之後催吐。如果你屬於其中一種，希望你一定要把這本書讀完，改正自己的錯誤方式。

有人害怕攝取碳水化合物、有人想降低體脂、有人想長肌肉……，似乎追求的目標不同，就有不一樣的解決方法，其實不是這樣的。最重要的是，你要先理解運動營養學，培養出能夠自己設計菜單的能力。為了減少讀者們犯錯，也為了讓讀者們能親自設計出適合自己的菜單，我們在本書中提供了詳細的指南。真心希望能幫助因每次反覆節食和減肥失敗而吃盡苦頭的人。

　　　　　　　裝入一湯匙的趣味、一湯匙的效果和滿滿的愛

　　　　　　　　　　　　　　　　　　　　　趙恩緋

▌目錄▌

Part 1

觀念篇：
新手必知的三大營養素全攻略

開始減脂前一定要知道的事：體脂肪與熱量的基礎知識

幫助增肌及提升運動表現：碳水化合物攝取指南

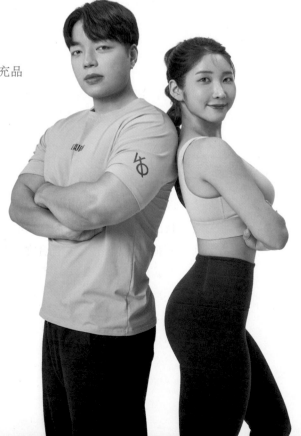

實作篇：
營養師設計的健康備餐指南

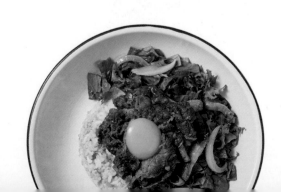

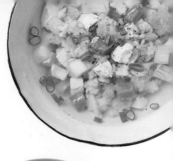
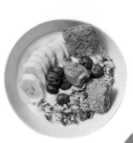
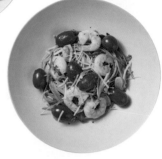

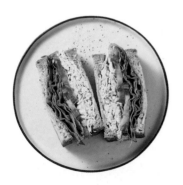

比斷食更有效，
一輩子都能健康吃、開心瘦的方法

*以下為本書作者在韓國所創立的線上健身平台「FITVELY HIPSEOUL」線上課程的學員真實
 感想。

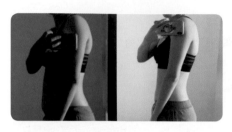

seul**** ★★★★★

我學到為什麼瘦身餐中碳水化合物、蛋
白質和脂肪的比例很重要，以及適合我
體型的營養攝取法。現在我能夠自己設
計營養均衡的健康菜單，這點是我最滿
意的。

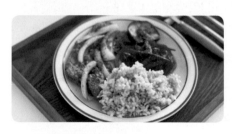

cafe*** ★★★★★

已經調整飲食兩個月了，目前肌肉量已
增加 1.1 公斤，體重減少 5.5 公斤，增
肌減脂的效果非常明顯，我非常滿意！
我想以這個氣勢繼續持續下去。

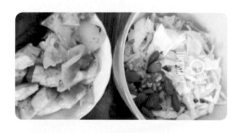

cook*** ★★★★★

雖然現在還不太會自己設計菜單，但是
我很高興自己養成了注重飲食的習慣。
在減肥過程中會反覆挨餓又大吃大喝的
人，我非常推薦你學習適合自己的瘦身
飲食！

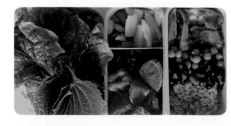

bj*** ★★★★★

我很挑食也吃得很少，導致健康狀況變
得非常差。但是我在這裡學會以多種食
材設計營養菜單的方法，即使不開火也
可以用現成的食材替代，對我有很大的
幫助。

wjd*

以前我控制飲食時只吃雞胸肉、地瓜和高蛋白奶昔，但是學會如何設計菜單後，才知道原來減脂餐可以這麼美味、多元又吃得飽。我的體脂率更成功下降了 1.7%！希望其他人也能體驗到在我身上發生的變化。

eb*

想健康瘦下來的人一定要學習自己設計菜單，絕對不會後悔！瞭解減脂原理後，完全可以理解「為什麼要調整營養素的攝取量」。23 年來我一直因飲食而承受壓力，現在自己設計菜單已經變成我的興趣。

asf*

以前為了減肥，只會吃得少又不均衡，結果體力變得很差、容易感到疲倦。自從學會調整飲食後，完全不會累，也不會暴飲暴食。我在兩個月內減了 3.5 公斤，最重要的是小腹小了很多，穿衣服也變好看了。

yj*

老師説攝取碳水化合物很重要，所以我吃全麥土司來補充碳水化合物。以前我幾乎每天都會拉肚子，現在排便反而變得正常，消化功能變好了！碳水化合物並不是減肥的敵人。

gmim*

之前我就算瘋狂運動，減重程度依然有限，也沒有長肌肉，所以我很煩惱。跟著 FITVELY 學習正確的飲食方法後，終於知道了原因，因為我採取低碳高脂的方式節食，才使得代謝量下降了很多。我發現錯誤後重新設計菜單，體重就順利下降了！

減肥的常見錯誤！
瘦不下來時請這樣自我檢測

其實減肥的原理非常簡單，只要消耗掉的量比吃下去的量更多，達到「熱量赤字」就能減肥；相反地，如果吃進去的量比消耗掉的量更多，熱量就會轉換成脂肪而變胖。明明這麼簡單，但減肥怎麼會這麼難？

也許有人會怪罪於世界上的美食太多，但更大的可能性是因為你用錯誤的方式減肥。如果有在運動且控制飲食，但還是沒有瘦下來，就請檢視看看，你是不是犯了以下幾種錯誤：

熱量攝取過低

你是否為了減肥而刻意吃很少呢？很多人認為只要吃得少就會瘦，但這是大錯特錯的觀念。當然，吃得少、攝取的熱量就會少，瘦下來的機率比較高，但要注意的是，我們的身體機制並不只會單純地消耗脂肪。

設計減脂餐最常見的錯誤，就是以低熱量、低碳水化合物、高蛋白為主，例如「早餐一顆雞蛋、午餐雞胸肉沙拉，晚餐半碗飯加雞胸肉」就是不合格的瘦身飲食。設計菜單的策略應該要配合個人的活動量與基礎代謝量來設定一天攝取的熱量。基礎代謝量越高、活動量越大，一天所需要的能量就會越大，而每個人消耗的能量都不一樣，最多可以差距到 700 到 1000 大卡。

攝取的熱量過低雖然能以極快的速度減重，但肌肉量也會急速減少。肌肉量一旦下降，身上的肉會垂下來、基礎代謝率會降低，此時就會出現溜溜球效應。實際上，攝取的熱量過低（一天低於 800 大卡）時，身體會認為現在是緊急狀態而減少能量消耗，同時儘可能吸收最多營養來保存脂肪，結果就會形成惡性循環，即使吃得少，體脂肪反而會快速增加。因此，如果以低熱量的飲食進行極端的減肥法，剛開始的確會快速減輕體重，但一段時間之後，體重就不會再下降，會遇到停滯期，變成吃一點點也容易胖的體質。如果現在的你已經控制飲食一段時間卻沒有變瘦，就要檢視自己是否吃得太少。

解決方法

在這種情況下，增加碳水化合物的攝取量，反而能促進代謝而瘦下來。設計減脂餐的正確方式，是先計算自己一日消耗的熱量（請參考第 30 頁）再設計菜單，然後逐漸少量降低熱量的攝取，以免身體感到壓力。

想要有效降低體脂肪，就要製造「熱量赤字」。在設計減脂餐時要讓攝取的熱量比一日消耗的熱量少 500 大卡，如果很難降低飲食量，也可以增加運動量來製造出熱量赤字。有一句話說，「減肥成功八成靠飲食、兩成靠運動」，飲食和運動並行才是最有效、最持久的方法。

吃太多水果

　　我看過有人說自己在減肥，所以每天吃兩顆蘋果，他認為包含蘋果在內的大部分水果都有豐富的膳食纖維、維生素和礦物質，有助於減重。事實上，水果的熱量和糖分有時候甚至比零食更高。100 公克的香蕉乾，熱量是 299 大卡；10 顆麝香葡萄是 100 大卡；一包 Sun Chips 洋芋片則是 190 大卡，當然兩者之間的營養成分完全不同，但相比之下你就會發現，水果其實算是高熱量的食材。

　　水果對減肥不利的原因是含有太多果糖。果糖雖然是碳水化合物的一種，但比葡萄糖更可能會轉換成脂肪。我們來簡單瞭解一下葡萄糖和果糖的特性：葡萄糖能直接作為能量供給給全身，如大腦和肌肉等，但果糖全部只能由肝臟作為能量使用，雖然能當作能量消耗，卻有其界限。

　　此外，果糖跟葡萄糖不一樣，無法帶來飽足感。有時會覺得吃水果吃得很飽，很有可能是因水果的水分而暫時覺得飽。果糖無法帶來飽足感的原因跟激素有關，我們的身體攝取食物後會分泌被稱為「飽足感激素」的瘦體素，而果糖會妨礙瘦體素生成，所以吃了含有大量果糖的水果後，別說能吃飽了，反而更容易堆積脂肪。

解決方法

那麼，是不是連一口水果都不能吃呢？不是這樣的。如果想吃水果，請在早上吃，原因在於果糖是由肝臟作為能量消耗。在我們睡覺的期間，身體會為了提供能量給大腦而分解肝臟的肝醣（碳水化合物）。剛起床時，肝臟的肝醣會呈現枯竭的狀態，所以如果在早上吃水果，果糖就很有可能會以肝醣的形式儲存在肝臟裡。

減肥時儘可能不要吃水果比較好，如果真的很想吃水果，請在早上吃一點果糖含量少的莓果類，例如覆盆子或草莓。像葡萄或芒果這類的水果，果糖含量偏高，要儘量避免。

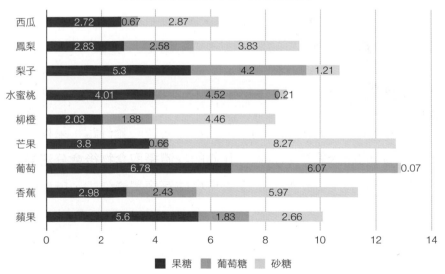

水果含糖量（每100公克）

運動強度與時間不足

明明已經下定決心開始運動，卻覺得減重的速度緩慢、體態也沒有明顯改變嗎？那麼請檢視運動強度和時間。你可能自認為很努力運動，但運動強度卻很低。舉例來說，在做下半身的重量訓練時，如果只是做到刺激肌肉的程度，就代表強度很低。必須做到雙腳難以走路的程度才會有效。以肩膀的訓練來說，要做到雙肩快燃燒起來的程度。

如果已經做到這種程度卻仍舊沒有運動效果，就要反過來檢視是否運動過度。訓練時間太長對肌肉生長沒有幫助，反而會讓肌肉流失。也有些人以低強度做長時間的重量訓練，總運動時間雖然很長，但實際上真正在訓練時間很短，組間的休息時間卻很長，這樣做的效果也不好。除非是像健力（Powerlifting）這種重視最大肌肉力量的運動，需要很長的休息時間，否則都是要在短時間內專注地進行訓練，才會有效。

解決方法

如果想增肌，就要給肌肉纖維大於日常生活的刺激。請別忘記「要感覺辛苦才是訓練」這個準則！做肌力訓練時要有強烈的刺激，覺得無法再做下一組的程度，最後的第三組、第四組，要費力地勉強做完，這樣才能增加肌肉量。

如果不確定自己現在的訓練強度是否適當，請參考下頁美國國家運動醫學學會（NASM）制定的各目的訓練次數與強度。如果訓練目標是增加肌肉量，就要實際做到該區間設定的標準。

美國國家運動醫學學會（NASM）各目的訓練強度

目標	重複次數	組數	強度	速度（節奏）	休息時間
肌耐力	12～20 下	1～3	60～70% of 1RM	緩慢（4/2/1）	0～90 秒
肌肉肥大	6～12 下	3～5	75～85% of 1RM	中等（2/0/2）	0～60 秒
最大肌力	1～5 下	4～6	85～100% of 1RM	快速／爆發	3～5 分鐘
力量（Strength）	1～10 下	3～6	30～45% of 1RM ＜低於體重的 10%	快速／爆發	3～5 分鐘

註：RM＝Repetition Maximum，意思是在此重量之下的最大反覆次數。1RM 是指在特定動作下，剛好只能完成 1 下的重量，1RM 的重量就是自己的極限。

　　組數與組間的休息時間也很重要。我在健身房常常會看到很多人為了講求效率，訓練時都不休息的。自己所想的休息時間跟真正有幫助的休息時間可能不同，建議使用碼表是比較有效率的方法。組間的休息時間最好設定在一分鐘以內。如果用碼表來計算一分鐘，會覺得時間過得很快，又要做下一組了。

　　有些在家重訓的人，會滿足於徒手訓練。肌力訓練初期利用自身重量訓練，的確也可以充分增加肌肉量，但肌肉量增加到某個程度之後，就需要更大的刺激來破壞肌肉。如果是在家重訓，使用啞鈴來充分刺激肌肉是很重要的。

睡眠不足

　　如果沒有犯前面三種錯誤，還是沒有瘦下來，就很可能是睡眠的問題。請檢視自己是否每天都有準時上床睡覺、進入熟睡狀態。即使做同樣的運動，睡眠充足的人的減重效果，一定會比睡眠不足

的人更好。

　　睡眠之所以會對減重有重大的影響，正是因為激素。睡覺時，生長激素會啟動，而生長激素的重要功能之一就是分解脂肪。據說生長激素一天大約能分解 300 大卡，晚上十點到凌晨三點是分泌最旺盛的時候。

　　此外，如果睡眠不足，也會讓刺激飢餓的「飢餓素」大量分泌；相反地，帶來飽足感的激素「瘦體素」數值則會下降，導致吃得過多而變胖。

解決方法

　　規律睡眠很重要。如果有睡眠不足的困擾，就請遵守以下四個規則。第一、調整睡眠時間，讓自己能在凌晨三點時熟睡。生長激素在晚上十點到凌晨三點分泌最多，所以請調整行程，至少要在凌晨三點熟睡。

　　第二、至少一定要睡滿三個小時。入睡後一定要連續睡滿三個小時，因為入睡後的三個小時是睡眠過程中最重要的時段。燃燒脂肪的生長激素會在入睡三個小時後分泌，之後幾乎都不會再分泌。

　　第三、如果目標是減重，一天就要睡滿七個小時。美國哥倫比亞大學做過一項研究，比較睡眠時間七個小時的人和不滿七個小時的人之間的肥胖率，睡五個小時的人的肥胖率是 52%，只睡四個小時的人的肥胖率則高達 73%。

　　第四、為了擁有良好的睡眠品質，入睡前三個小時請不要吃東西。身體代謝食物會使體溫升高，如果核心溫度（位於體內深處的心臟、腦部及其他維持生命重要器官的溫度）過高，身體就會維持在清醒的狀態，要是太晚才吃，核心溫度就無法下降而妨礙睡眠。如果非得在睡前吃東西，請選擇能快速消化、吸收的食物，避免攝取膳食纖維。最重要的是，不要養成吃完東西立刻睡覺的習慣。

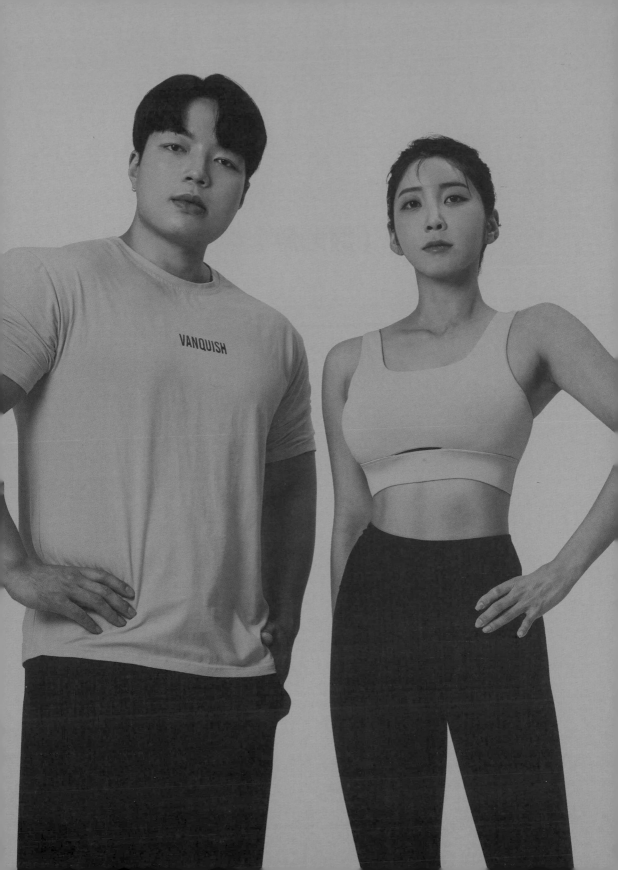

【觀念篇】
新手必知的三大營養素全攻略

想要瘦下來又不挨餓，正確飲食很重要，會大大影響是否能減重成功。單純的少吃或計算卡路里已經過時了，找出適合自己身體的飲食方式才是王道。只要掌握本章的營養攝取指南，了解如何設定碳水化合物、蛋白質和脂肪的比例，就能鬆達成自己理想中的體態。

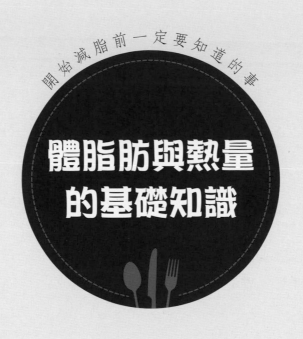

開始減脂前一定要知道的事

體脂肪與熱量
的基礎知識

──體脂肪與熱量的基礎知識──
體脂肪降低
才是真正瘦下來的訊號

　　還是有很多人認為減肥只是單純地減輕體重，每天站上體重計測量，體重下降時就以為自己變瘦了；相反地，若體重增加，就會自責說昨天吃的東西讓自己變胖了。

　　同樣都是體重減少五公斤，身材曲線會因為減掉的是體脂肪、肌肉還是水分而出現明顯差異。最理想的減重是體脂肪減少、肌肉量維持或增加。為了達到這個目標，運動當然很重要，但飲食控制是其中最重要的關鍵。

影響體重變化的因素

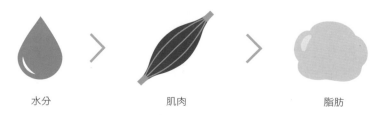

水分　　　　　　　肌肉　　　　　　　脂肪

如果是因為吃得極少和過度的有氧運動而讓體重減輕，那麼不僅減了體脂肪，也會大幅減少肌肉量。在這種案例中，體脂肪量、肌肉量和水分都會一起減少，所以雖然體重快速降低，但很有可能瘦出令人不太滿意的外型。

實際上，光是減少碳水化合物和鈉的攝取，體重就能快速降低。因為碳水化合物是以「肝醣」的形式儲存在肝臟和肌肉裡，每1公克的肝醣會和3公克的水分結合，因此如果減少碳水化合物的攝取，就會減少肝醣儲存量，身體當然就會排出原本儲存的水分。這就是使用「低醣飲食」可以快速減重的原理，藉由快速排出水分來降低體重。這種減重可以說是「假的減重」，因為一旦攝取水分，就很有可能會再次回到原本的體重，並沒有真正地減去體脂肪。

這麼說來，有沒有方法能確認體重減輕是減去了體脂肪呢？只要觀察以下的身體訊號，就能知道是否是真正的減重，也就是體脂肪降低，而非只是減去水分。

真正瘦下來的訊號①外觀上的變化

體脂肪減少最明顯的改變，就是「外觀上的變化」。在進行減重時，體重會因為各種因素而大幅改變，但至少外觀是很誠實的。肌肉和脂肪的體積差異不大，但身體曲線卻會隨著肌肉量和脂肪量的多寡而有明顯的不同。

因為肌肉和脂肪的結構不同，所以肌肉量高的身材會比脂肪多的身材更好看、更緊實就是。肌肉比脂肪更緊密，是一個巨大的收縮裝置，所以比脂肪更能突顯身體曲線；相反地，脂肪存在於脂肪細胞間，比肌肉鬆散，成分也很單純。除此之外，脂肪跟肌肉不同，沒有收縮的能力，所以體脂肪越多，腹部、手臂以及臀部這些

累積的皮下脂肪就會下垂，體態就會看起來鬆垮垮的。

脂肪與肌肉的體積比較

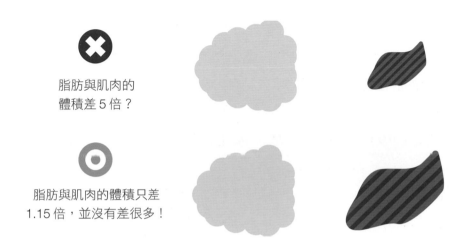

脂肪與肌肉的
體積差 5 倍？

脂肪與肌肉的體積只差
1.15 倍，並沒有差很多！

　　如何檢視自己的外觀呢？最簡單又有效的方法，是在每週的同一時間穿同一件衣服比較差異。一開始會覺得變化很緩慢，但隨著體脂肪的比率下降越多，身體曲線的改變就越來越明顯。

　　不要糾結於體重機上的數字，而是「檢視外觀」，也是一個避免自己在減肥過程中感到焦慮的方法。每天吃著健康的三餐再搭配運動，7 天（一週）能降低的體脂肪量大約是 0.5 ～ 1 公斤。大概有不少人會不滿意這樣的數字，想著：「照這個速度下去，要減到何年何月？」相對於自己的努力，感覺上這樣的效果似乎太過緩慢。每當你產生這樣的焦慮時，檢視外觀會是很有幫助的一件事，因為「看得見」自己的身形正在慢慢改變，會讓你在體重緩慢變化時堅持下去，同時也能讓你自己確認體脂肪是否真正地在減少中，而不是被假的體重數字所迷惑。

真正瘦下來的訊號②脂肪厚度的變化

如果用正確的方法減重，脂肪厚度就會有所變化，因為身上的體脂肪減少了，脂肪厚度當然會漸漸變薄，而最容易測量脂肪厚度的部位是腹部。測量腹部的脂肪厚度時，可使用一種被稱為「脂肪卡尺」的工具。脂肪卡尺是一個夾子型的身體測量計，能夾住小腹來測量皮下脂肪的厚度。

如果真的瘦了，腹部脂肪會減少，同時腹部肌肉與表層的厚度也會減少。不過，如果想要減腹部脂肪，全身上下其他部位的體脂肪都要一起減少才行。也就是說，只要腹部脂肪厚度減少了，就可視為全身性的體脂肪都降低了。

看 InBody 數據確認真正瘦下來的訊號

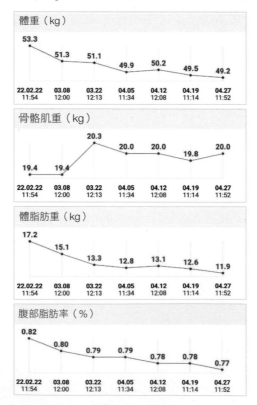

　　除此之外，還可以去醫院健檢中心或運動中心等地點測量 InBody（註），透過數值掌握體重、肌肉量、體脂率的變化。除了使用 InBody 的數據來分析身體組成之外，建議仍舊要搭配檢視身體外觀、使用脂肪卡尺，這些對於減重的成效都有參考價值。

　　我常常強調減重是要減去體脂肪，不是要減輕體重數字。為了達到體脂肪下降的目的，除了正確運動之外，均衡攝取碳水化合物、蛋白質與脂肪也很重要。接下來將會帶你瞭解健康減去體脂肪的飲食方法。

註：InBody 是一種利用生物電阻法分析身體組成的儀器，可以測量出體脂肪量、肌肉量、骨骼肌重量等身體數據，並呈現出一張評分表。一般可以在醫院健檢中心、運動中心以及各大健身房付費測量。

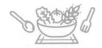

—— 體脂肪與熱量的基礎知識 ——

健身者必看的
基礎代謝率懶人包

減重時常常提到「熱量赤字」，這是指一天中消耗的能量要大於攝取的熱量。那麼我們該怎麼知道自己每天需要消耗多少熱量？又該攝取多少熱量才能減重呢？

我們的身體一整天消耗的能量，大致上可分為三種。第一種是「基礎代謝量」，這是身體完全靜止不動也會消耗的能量；第二種是「活動代謝量」，也就是在活動或運動時消耗的能量；第三種是「TEF」，這是在攝取食物時所消耗的能量，三者相加就是一日會消耗的熱量。其中，基礎代謝量占最大的比例，活動代謝量則會依照每個人活動程度而有龐大的差異。

一天總共消耗的能量（消耗熱量）

基礎代謝量 70%	活動代謝量 20%	TEF 10%

基礎代謝量：完全不動也會消耗熱量

我們的身體就算完全不活動，也會為了生存而自動消耗能量，也就是使用在心跳、呼吸等這些維持生命基本所需的能量，稱為「基礎代謝量」。基礎代謝量占一天消耗能量的 60 ～ 75%，是一天能量消耗量裡面占比最高的。基礎代謝量雖然會根據年齡而有所差異，但一般來說，成年女性的平均值是 1200 ～ 1500 大卡，成年男性的平均值則是 1500 ～ 1800 大卡，女性的基礎代謝量大約會比男性少 10 ～ 15% 左右。

該如何正確測量自己的基礎代謝量呢？基礎代謝量要在身體不活動、完全沒有攝取飲食的狀態下才能精準測量。必須在醫院禁食十二小時，測量靜靜躺著時的耗氧量和二氧化碳排放量等，才能知道正確數值。不過，以這種方式測量基礎代謝量相當沒有效率，所以可以利用一個公式算出基礎代謝量。基礎代謝量會取決於身高、體重、肌肉量而有所變化，因此體重越重、身高越高、肌肉越多，基礎代謝量就會越高。

我們做肌力訓練的原因也跟基礎代謝量的增加密切相關。肌肉消耗的能量占基礎代謝量的 40%，所以增加肌肉量就能增加基礎代謝量。身上的肌肉每增加一公斤，基礎代謝量就會增加 13 大卡左右，雖然不多，但只要增加肌肉量，基礎代謝量就會隨之上升，就算完全不動，消耗的能量也會比之前更多。

男性與女性各年齡層的平均基礎代謝量（kcal）

年齡	男性	女性
20～29 歲	1728 ± 368.2	1311.5 ± 233.0
30～49 歲	1669.5 ± 302.1	1316.8 ± 225.9
50 歲以上	1493.8 ± 315.3	1252.5 ± 228.6

相反地，基礎代謝量越低，就越難減重。尤其當你採取「極低熱量飲食」的節食減肥時，即使一開始體重會快速下降，但結果會讓基礎代謝率降低、分解脂肪的能力降低，雖然減輕了體重，卻無法減少體脂肪。當你回到正常飲食，明明吃進去的熱量跟進行節食減肥前一樣，因為基礎代謝率降低了，卻變得更容易發胖。因此，為了能持續減重，重點是要透過運動提升基礎代謝率並攝取足夠的營養，熱量過低的飲食方式只會讓你越減越肥。

活動代謝量：動越多、瘦越多

降低體脂肪的重點並非只是減少攝取的熱量，而是要比身體所需的熱量少攝取一點，並增加消耗掉的熱量。你身邊是否出現過這種人？他們看起來吃很多，卻不太會變胖，很有可能就是因為他們活動量非常大，也就是說每天消耗掉的熱量很高。

我們在生活中不斷地活動，包含運動、爬樓梯，甚至是按遙控器這類細微的動作，所有的活動都需要能量，這稱為活動代謝量。舉例來說，如果躺一整天，那麼一整天消耗的活動代謝量就會非常少；相反地，如果一天當中練臀腿、練胸，還有練背等大肌群的重量訓練，消耗掉的活動代謝量自然就會很多。

　　活動代謝量會像這樣隨著活動量而增加。如果平常都是一整天在書桌前處理事務，消耗極少的能量，那麼活動代謝量當然就會很低，此時的活動代謝量是基礎代謝量的 20 ～ 40%；相反地，如果平常活動量大，慢跑、爬山、打籃球、踢足球等樣樣都會參與，活動代謝量自然就會很高。此時的活動代謝量會高達基礎代謝量的80%，甚至是 100%。活動代謝量會依照每個人一天的活動量而有所變化，可以用以下的推測表來計算大致上的數值。

活動代謝量推測表（以基礎代謝量1200～1500kcal 為例）

幾乎沒有活動量	基礎代謝量的 20～40%（240～600kcal）
日常生活的活動量	基礎代謝量的 50%（600～750kcal）
大量運動的活動量	基礎代謝量的 80%（960～1200kcal）

　　雖然透過運動來提升活動代謝量是最好的方式，但如果不喜歡運動或是沒有時間運動，也可以透過增加生活中的活動量來增加能量消耗。美國妙佑醫療國際（Mayo Clinic）的醫學博士詹姆斯・萊文（James A. Levine）說過，若將能量消耗模式分為運動型能量消耗與非運動型能量消耗，會發現胖子跟瘦子之間，非運動型的能量消耗差異很大。這意味著，日常生活中的坐下、起立、走路、說話、一般事務的非運動型能量消耗，也能有效防止體重增加。我們生活中的活動量越大，消耗的能量就會越多，自然就不會發胖。

食物熱效應（TEF）：吃東西時消耗的能量

你是否有吃完飯之後身體熱起來的經驗？我們的身體在吃東西時也會消耗熱量。這稱為食物熱效應（Thermic effect of food, TEF）。吃下食物後，食物被消化、吸收，以及養分運送到細胞的整個過程，都會增加能量的消耗。

有趣的是，碳水化合物、蛋白質、脂肪等不同種類的營養，消化時消耗的能量不同，也就是「TEF」不同。在三種營養中，TEF最高的是蛋白質，意思就是，身體在消化蛋白質時會耗費許多能量。各營養的 TEF 占攝取熱量的比例分別是，碳水化合物 5 ～ 10%，蛋白質 20 ～ 30%，脂肪最少，是 0 ～ 5%。

假設吃了 500 大卡的食物，如果是 500 大卡的碳水化合物，身體會在消化時使用 25 ～ 50 大卡的能量；如果是 500 大卡脂肪，就是 0 ～ 25 大卡；如果是 500 大卡的蛋白質，就會在消化時使用 100 ～ 150 大卡。即使吃下同樣的分量，消化時使用的能量也會像這樣因營養成分而不同。

	碳水化合物	蛋白質	脂肪
TEF	5～10%	20～30%	0～5%
攝取 500 大卡的 TEF	25～50	100～150	0～25

攝取蛋白質後之所以需要耗費較多的能量，是由於蛋白質的化學結構最複雜。正因為消化蛋白質會消耗最多的能量，所以有些人在設計菜單時，會考慮 TEF 而調高蛋白質的比例。

不過，幾乎沒有食物是百分之百由蛋白質所構成的。大部分的食物都均衡地含有不同的營養素，所以計算 TEF 時，建議以攝取熱

量總和的 10% 來推估。假如一天吃了三千大卡，可視為大約三百大卡會作為 TEF 消耗掉。吃得越多，就需要越多熱量來消化吃下的食物，但請別忘記，你還是要消耗掉除了 TEF 以外的熱量。

真正能消耗一公斤
體脂肪的方法

減重的基本概念很簡單，只要消耗的熱量大於攝取的熱量，就能消耗儲存在體內的能量，達到體重減少的目的。這麼說來，究竟要消耗多少能量才能降低體脂肪呢？

每公克的脂肪是 9 大卡。你可能會換算成一公斤的脂肪就是9000 大卡，但其實儲存在脂肪組織的脂肪依然含有少量的蛋白質、礦物質、水分等，所以一公斤的脂肪大概可以推測為 7700 大卡。也就是說，消耗 7700 大卡就能減掉一公斤的體脂肪。

為了幫助理解，我會以常見的運動來說明。一個體重 50 公斤的女性要消耗 7700 大卡，就要健走 2317 分鐘（39 小時）、游泳 980分鐘（16 小時）、爬樓梯 1260 分鐘（21 小時）、做瑜珈 3521 分鐘（59 小時）。要花這麼大量的時間運動，才能勉強減掉一公斤的體脂肪。

我再以常見的食物來說明。三碗飯的熱量是 1100 大卡，7 天（一週）內每天要少吃三碗飯，才能減掉相當於 7700 大卡的一公斤

體脂肪。以雞蛋來說，一顆雞蛋的熱量是 80 大卡，7700 大卡相當於 96 顆雞蛋的熱量。非常驚人吧？

消耗一公斤體脂肪需耗費的時間

游泳	爬樓梯	健走	做瑜珈
16 小時	21 小時	39 小時	59 小時

所以，你應該可以感受到減少一公斤體脂肪是多麼了不起的事了吧？雖然可以理解各位迫不及待想要快點瘦下來的心情，但在沒有專業醫學諮詢情況下減重，建議大家不要以激烈的手段減重，大約 7 天減掉一公斤體脂肪，這樣的速度就可以說是極限了。

在不勉強身體健康和精神狀況下，一天製造大約 550 大卡的熱量赤字，大約 7 天左右，就能減掉 0.5 公斤。以這個速度持續減重，四週能減掉兩公斤。如果還有力氣持續專注在運動和飲食上，就能加快減重的速度。

如果一日攝取熱量減少 550 大卡，每天再透過運動多消耗 550 大卡，一天就能製造 1100 大卡的熱量赤字，這樣 7 天就能減掉一公斤的脂肪。注意，要是以比這個更快的速度減重，不但會對身體帶來不好的影響，也可能會產生副作用，所以並不建議。

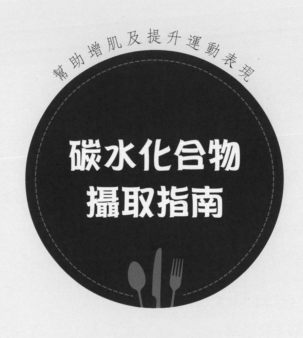

幫助增肌及提升運動表現

碳水化合物
攝取指南

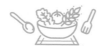

──碳水化合物攝取指南──
健身者過度減醣，
小心肌肉流失！

　　大部分的人在減肥時，都會先從碳水化合物的攝取量開始減少。碳水化合物真的會讓人變胖嗎？儘可能不吃碳水化合物來減重是對的嗎？其實，這是錯誤的觀念。減重時，反而需要吃「適量」的碳水化合物，以下我會詳細說明原因。

① 缺乏碳水化合物會流失肌肉

　　做肌力訓練時，我們身體的能量來自於碳水化合物。訓練時會將儲存在肌肉的肝醣（碳水化合物）作為主要能量來使用，當訓練的強度越高，肝醣的消耗量就會越大。這裡的「訓練」，是指持續時間大約在 10 秒～ 90 秒以內的「大重量訓練」。如果無法攝取充足的碳水化合物而缺乏葡萄糖，身體就會開始分解肌肉組織，也就是使用蛋白質來合成葡萄糖。這個狀態持續久了，當然就會造成肌肉流失。

② 要有碳水化合物才能分解脂肪

我會用「燃燒木柴」來比喻身體分解脂肪的過程。碳水化合物就像是燃燒脂肪的木柴，在木柴上點火的行為就是運動。所以如果運動時沒有「碳水化合物」，就等於沒有木柴，因此無論再怎麼想燃燒脂肪，都燒不起來。

不少人問我：「要在身體缺乏碳水化合物的狀態下運動，才能將脂肪當成能量消耗，不是嗎？」我們的身體會以最有效率的系統活動，但脂肪是非常沒有效率的能量來源，需要耗費很長的時間才能被分解、作為能量使用。因為身體使用能量的順序是碳水化合物、蛋白質，最後才會燃燒脂肪。

當然，限制碳水化合物的攝取有助於觸發體脂肪的分解，常見的生酮飲食就是基於這個原理。不過，我並不建議用生酮飲食來減肥。因為生酮飲食原本是為了治療癲癇而開發的飲食方法，並不符合一般人減重的目的。

③ 攝取過低的碳水化合物會危害健康

美國並沒有提出碳水化合物的建議攝取量，但是為了讓血糖穩定，在身體不會產生副作用的前提下，制定碳水化合物一日最低攝取量為 130 公克。為什麼會有這樣的建議呢？之所以會制定最低攝取量，是因為身體的主要器官——大腦、肌肉、紅血球——的生成，都是以碳水化合物為能量來源。130 公克是以大腦最少需使用的碳水化合物來制定的，大人和小孩都一樣。身體若缺乏碳水化合物而血糖過低，就會出現冒冷汗、暈眩、顫抖的症狀。如果是在減重期間出現這種狀況，就要檢視是否過度限制碳水化合物的攝取。

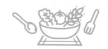

——碳水化合物攝取指南——

減重期間
如何吃對碳水化合物？

　　現在我們已經知道想要正確減肥，飲食中一定要包含碳水化合物，所以我們可以大吃麵包、盡情喝含糖飲料嗎？很抱歉，答案是不行。

　　碳水化合物可分為「簡單碳水化合物」和「複合碳水化合物」兩種，基於碳水化合物的分子結構做分類。分子結構簡單（單醣、雙醣）就稱為簡單碳水化合物，通常會讓人容易變胖；分子結構複雜的就稱為複合碳水化合物，適合減重時攝取。

　　結構複雜的複合碳水化合物和減肥有什麼關係呢？正如其名，因為結構複雜，所以被身體消化、吸收的時間會比簡單碳水化合物更長。如果身體可以快速消化、吸收，血糖就會急速上升。血糖上升後，身體會為了讓血糖維持在固定的水準，而分泌大量胰島素來降低血糖，而胰島素會讓葡萄糖（碳水化合物）以三酸甘油酯的型態儲存在脂肪組織、血管和肝臟裡，所以血糖急速上升絕對不利於減肥。因此重點是攝取複合碳水化合物，維持血糖穩定。

複合碳水化合物的代表食品是糙米飯、全麥義大利麵和南瓜。在控制飲食時，建議攝取複合碳水化合物中升糖指數在 55 以下的食物，因為升糖指數越低，就表示消化、吸收的速度越慢。

什麼是升糖指數？ 升糖指數是指吃完食物後血糖上升的速度，數值範圍為 0 至 100。升糖指數越高，血糖上升越快，造成胰島素過度分泌，進而累積體脂肪而變胖。

複合碳水化合物食品的升糖指數（每100公克）

食品名稱	升糖指數	碳水化合物	熱量
全麥義大利麵	32	69	345
南瓜	49	16	66
糙米飯	51	33	110
燕麥	51	64	371
全麥吐司	55	51	278
MISURA 全麥蘇打餅（註）	55	70	387
MISURA 全麥香烤吐司片（註）	55	65	352
馬鈴薯	65	20	90

註：義大利品牌的蘇打餅乾，使用全麥麵粉製作，有多種口味，可在網路商店購得。

注意！要減少攝取碳水化合物的狀況

碳水化合物經過身體的消化過程後，會分解成最小的能量單位，也就是葡萄糖。食物中的葡萄糖充分供給到細胞後，會讓人產生活力，得到情緒上的滿足。問題在於，若攝取過量的碳水化合物，身體會為了處理多餘的葡萄糖而分泌過多胰島素，使得多餘的葡萄糖轉換成脂肪，儲存在身體各處。

之所以容易對碳水化合物上癮，是因為吃碳水化合物之後會分泌血清素，這種荷爾蒙會讓人心情變好。然而，血糖過度上升後又急遽下降的「血糖飆升」和「胰島素飆升」這個循環卻會無限反覆。血糖一旦上升，胰島素會為了降低血糖而急速分泌，一旦發生這樣的「胰島素飆升」，身體會再次渴望攝取碳水化合物。

攝取過量的碳水化合物，就是造成「胰島素阻抗」的罪魁禍首，導致人體肝臟、肌肉、脂肪細胞對胰島素的敏感性降低，妨礙胰島素發揮原本的功能。一旦發生胰島素阻抗，細胞就無法有效燃燒葡萄糖，使得體重增加、造成肥胖。會損害身體的代謝過程，也會增加罹患高血壓、糖尿病等慢性病的風險。

請記住！如果日常的飲食都以簡單碳水化合物為主，或是攝取過多的碳水化合物，將會讓血糖過度上升後又急遽下降，讓身體無限反覆進行「血糖飆升」和「胰島素飆升」的循環，妨礙胰島素發揮正常的功能，這就稱為「胰島素阻抗」。一旦發生胰島素阻抗，葡萄糖就無法被細胞吸收，細胞無法將葡萄糖作為能量使用，造成能量過剩。過剩的能量會儲存在脂肪細胞中，人就會容易變胖。

如果你是吃很少也容易變胖的體質，很有可能就是因為胰島素阻抗過高。所以，空腹時胰島素數值過高的人、平常胰島素數值偏高的人，就算減少食量也很難瘦下來。因為胰島素已經失去機能，所以應該要讓胰島素休息，不該再工作。

恢復胰島素機能的最簡單方法，就是調整碳水化合物的攝取量並搭配運動。研究指出，運動開始後的 48 小時內，身體會維持在胰島素敏感度很高的狀態，所以至少要每兩天運動一次。

何謂胰島素敏感度？ 胰島素敏感度是指胰島素不用費力，就能讓葡萄糖被細胞吸收，維持血糖的穩定。在這個狀態下，胰島素能正常發揮機能，也就是與「胰島素阻抗」相反的情況。

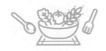

──碳水化合物攝取指南──
找出適合我的
碳水化合物攝取量

第一階段：計算一日所需能量

我們以 30 歲成年男女性的平均值為基礎來計算，一日所需能量可由基礎代謝量加上活動代謝量來推估。如果想知道自己的基礎代謝量，可在網路上搜尋「基礎代謝量計算機」來測量，或參考第 32 頁的「各年齡層平均基礎代謝量」來估算。

例一 計算 30 歲男性和女性一日所需能量

代謝量(kcal)	男性 174cm，65kg		女性 161cm，52kg	
	基礎代謝量	活動代謝量（辦公室工作＋輕度活動）	基礎代謝量	活動代謝量（辦公室工作＋輕度活動）
	1627.4	780 ±113	1309.7	624 ± 91
一日所需能量	2520.4		2024.7	

　　假設活動量是平常在辦公室工作和掃地等輕度活動，那麼將基礎代謝量加上活動代謝量，就能算出一日所需能量，男性大約需要2500大卡，女性大約需要2000大卡（請見表格例一）。

第二階段：計算一日攝取熱量

　　既然已經知道一日所需能量，接下來就要計算一天該攝取多少的「一日攝取熱量」。如果你的目的是減重，攝取的熱量就要減少300～400大卡；如果目的是健身，則要增加攝取熱量。以減重為目的的人，將前面提到的一日所需能量減去300大卡，就能算出男性是2200大卡、女性是1700大卡，只要攝取這樣的能量就能順利減重（請見表格例二）。

　　如果因為想趕快減重而過度降低熱量攝取，雖然體重會減輕，但同時肌肉量也會快速流失。當一個人用極端的節食法瘦身，身體會認為這是緊急狀態，之後只要吃東西，無論熱量多寡，身體都會想要儲存起來作為能量使用，因此基礎代謝量會愈來愈低，所以請勿使用這種過度降低熱量的飲食方式。

例二 以減重為目的的一日攝取熱量

	男性	女性
一日攝取熱量（一日所需熱量－300）	2200	1700

第三階段：決定碳水化合物的攝取比例（%）

　　一日攝取熱量當中，該攝取多少分量的碳水化合物呢？碳水化合物攝取比例取決於平常的運動量及活動量。運動強度越強，最優先使用的是碳水化合物，而非代謝脂肪，所以要增加碳水化合物的攝取量。做越多高強度運動，運動消耗的肝醣比例就會越高，所以請增加碳水化合物的攝取比例；至於幾乎沒有運動，或是做低強度運動的人，則請稍微降低碳水化合物的攝取比例。

　　以第一階段和第二階段的數值為基礎來計算，男性可以將一日攝取熱量的碳水化合物訂為 880 ～ 1320 大卡，女性則是 680 ～ 1020 大卡（請見表格例三）。碳水化合物的攝取比例沒有標準答案，以下比例僅供參考，但也請配合自己的生活型態與運動強度做調整，找出適合的碳水化合物攝取量。

根據運動強度設定不同的碳水化合物攝取比例

	高強度運動	中低強度運動	活動量不足
碳水化合物比例	60%	50%	40%

例三 根據運動強度設定不同的一日碳水化合物攝取熱量

一日攝取熱量 × 碳水化合物比例

	男性	女性
高強度運動	1320	1020
中低強度運動	1100	850
活動量不足	880	680

第四階段：計算碳水化合物攝取量（公克）

　　將第三階段算出的一日碳水化合物攝取熱量除以四，就能計算出一日碳水化合物攝取重量。但是，我們每日吃的食物當中，每一樣都含有碳水化合物，即使是雞胸肉和蔬菜也不例外，因此在計算出攝取量後，建議只攝取 75% 的複合碳水化合物（請見表格例四）。

　　為了容易理解，這裡以糙米飯當作範例來說明。例如，100 公克的糙米飯，碳水化合物是 38 公克，以男性來說，一餐的糙米飯設定為 160～230 公克，以女性來說，設定為 120～180 公克即可．一開始可能會覺得每餐都要測量食物的重量很麻煩，但只要有系統地控制飲食，就會出現明顯的減重效果，所以請計算適合自己的碳水化合物攝取量。

例四 一日碳水化合物攝取量與 75% 的攝取量

一日碳水化合物攝取熱量÷4

	男性		女性	
	攝取量（公克）	75%（公克）	攝取量（公克）	75%（公克）
高強度運動	330	247.5	255	191.25
中低強度運動	275	206.25	212.5	159.4
活動量不足	220	165	170	127.5

每 100 公克的食物中碳水化合物含量

南瓜	蒸地瓜	糙米飯	全麥麵包	全麥義大利麵
13	31	38	50	61

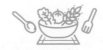

運動前這樣攝取
碳水化合物，提升運動效果

有些人認為運動前吃碳水化合物就會有力氣，提升運動效果，真的是這樣嗎？

答案是：在運動前吃碳水化合物，反而會妨礙運動。

若在運動前吃碳水化合物，身體就會分泌胰島素，在這種狀態下運動，胰島素就會和運動時分泌的荷爾蒙發生衝突。胰島素是協助儲存營養的「同化荷爾蒙」，但運動時會分泌「異化荷爾蒙」來使用儲存在體內的能量。異化荷爾蒙要有效分泌，才能分解肝醣而產生能量，不過，若血液裡同時還有胰島素（同化荷爾蒙），勢必會導致運動效果減弱。

此外，做肌力訓練時，血液要聚集在肌肉刺激的部位才會有效，但要是在訓練前吃碳水化合物，血液就會為了消化、吸收而分散到內臟器官，如此一來也會降低訓練效果。尤其在做肌力訓練時會瞬間出力，假如此時胃裡還有食物，胃液就會倒流，增加罹患胃食道逆流的風險。

如果想在運動前吃東西，最理想的狀況是在運動前 3 ～ 4 個小時前吃完。當然每一種食物的消化速度都不太一樣，如果是均衡地含有碳水化合物、蛋白質和脂肪的食物，胃就會需要三個小時左右來消化。也就是說，要在運動前 3 ～ 4 個小時前進食完畢，才能讓胃排出食物，不會妨礙荷爾蒙的作用。

① 如果一定要在運動前 1 個小時吃東西

請以容易消化、吸收的碳水化合物為主，比方說白粥、運動飲料、蜂蜜等液態飲料，並在運動前一個小時前吃完。這裡的重點是不要吃含有膳食纖維和脂肪的食物。

② 如果一定要在運動前 2 個小時吃東西

請排除消化、吸收時間長的脂肪，以碳水化合物和蛋白質為主，分量要比平常再減少一點。如果吃得太多，消化、吸收的時間可能會太長。

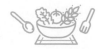

運動中這樣攝取
碳水化合物，增加身體能量

　　如果運動前吃得不夠，或是長時間沒有進食，也可以在運動期間攝取飲料來補充能量。這個方法對於在長時間空腹的狀態下運動的人很有幫助。

　　運動時吃的碳水化合物最好是不需要費力消化的簡單碳水化合物，例如添加蜂蜜或砂糖的飲料就很適合。便利商店常見的運動飲料「Powerade」、「Gatorade」（註）都不錯。請避免成分含有膳食纖維的飲料，因為會拉長消化的時間。

　　不過，在運動時喝運動飲料有個小缺點。攝取運動飲料後得到的糖分，會抑制「消耗體脂肪」的機制。這時身體會仰賴外部提供的糖分，作為能量使用。此外，運動時，身體會分泌「異化荷爾蒙」來消耗儲存在體內的能量，但攝取運動飲料並得到糖分後，會分泌同化荷爾蒙「胰島素」，兩者之間會產生衝突。

註：「Powerade」、「Gatorade」皆為韓國常見的運動飲料品牌，富含電解質飲，讓身體能得到更充足的水分。台灣可以購買寶礦力水得、舒跑、黑松 FIN 等品牌的運動飲料來替代。

　　所以，除非是運動前的空腹時間過長、需要長時間進行訓練的專業運動選手，或是進行超過三個小時的高強度運動，否則都不建議在運動中攝取食物。

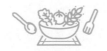

運動後這樣攝取
碳水化合物，加速肌肉合成

　　有些人在訓練後只吃蛋白質，不吃碳水化合物。光是吃很多蛋白質就能長肌肉嗎？以運動營養學的觀點來看，這是錯誤的觀念。同時攝取蛋白質和碳水化合物是很重要的，尤其是運動後，兩種營養素都很重要，需要一起補充。

　　許多研究結果顯示，綜合攝取碳水化合物和蛋白質能讓肌肉快速恢復，會比單吃蛋白質合成更多蛋白質。原因是身體分泌的胰島素會和皮質醇發生作用，胰島素是重要的同化荷爾蒙，負責搬運葡萄糖和胺基酸；皮質醇則是促進蛋白質分解的異化荷爾蒙。在做完高強度運動後，皮質醇的分泌會增加，若在這時綜合攝取碳水化合物和蛋白質，就能減少因高強度運動而分泌的皮質醇，促進胰島素分泌。

　　在肌肉恢復期的初期，胰島素會讓血液流速增加，讓細胞運輸蛋白中的葡萄糖載體蛋白變得活躍，將葡萄糖輸送至肌肉內。所以運動結束後，碳水化合物和蛋白質都要攝取才行。

　　建議在運動結束後的 30 ～ 60 分鐘內攝取碳水化合物。不過，如果是在運動 5 ～ 6 個小時前吃東西，在長時間空腹狀態下進行訓練的話，那麼在運動結束後立刻攝取能讓血糖快速上升的碳水化合物，也是一個好方法。

　　以上班族來說，下班時間通常都是晚上六七點，運動時間則是七八點。如果運動一兩個小時，就得要在九點、十點這麼晚的時間用餐，現實面來說難以辦到。因此，請在運動結束後，立刻攝取能快速吸收的碳水化合物和蛋白質，例如一兩片吐司，搭配乳清蛋白或雞蛋。這樣的食物分量，即使吃完之後立刻去睡，也不至於會妨礙睡眠，所以運動時間太晚、必須在吃完晚餐後立刻睡覺的人，可以試試這樣的飲食法。

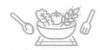

── 碳水化合物攝取指南 ──

上班族必看！
晨間運動或晚間運動
都適用的三餐時間表

　　該怎麼安排運動時間和吃飯時間呢？請參考下列指南。這個時間表的重點，是儘量在運動前三個小時用餐完畢。

① 晨間運動（7:00～8:00）

　　如果是早上運動，就算在運動前簡單吃點東西也會造成身體負擔。最好的方式是在空腹的狀態下運動，但儘量縮短運動時間，在一個小時或一個半小時內完成當天的訓練，並且在運動結束後立刻吃東西。

07:00～08:00	空腹訓練
09:00～10:00	運動後立刻（30分鐘內）簡單吃點早餐
12:30～13:00	午餐
15:30～16:00	點心（可省略）
18:30～19:00	晚餐
22:00～	睡覺

② 晚間運動（19:00 ～ 20:00）

　　如果是晚上運動，請在吃晚餐前運動。在運動前 3 ～ 4 個小時吃一些複合碳水化合物的點心，然後等晚上運動後再吃晚餐。如果運動時間延後，皮質醇的濃度在睡覺之前都不會降低，可能會妨礙睡眠，所以至少要在睡前 1 ～ 2 小時完成運動。

07:00～08:00	早餐
12:30～13:00	午餐
15:30～16:00	訓練前吃複合碳水化合物的點心（必吃）
19:00～20:00	重量訓練
20:00～20:30	晚餐（以碳水化合物和蛋白質為主／避開膳食纖維和脂肪）
23:00 ～	睡覺

③ 深夜運動（20:30 ～ 21:30）

　　如果運動時間太晚，請在運動結束後吃容易消化且吸收快的食物。我推薦雞蛋蛋白和全麥麵包。

07:00～08:00	早餐
12:30～13:00	午餐
15:30～16:00	點心（可省略）
18:00～18:30	晚餐
20:30～21:20	重量訓練
21:20～21:30（十分鐘）	有氧運動（有助於睡眠）
21:30～21:40（十分鐘）	點心（全麥餅乾或雞蛋蛋白）
23:00 ～	睡覺

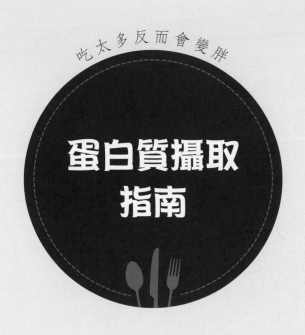

吃太多反而會變胖

蛋白質攝取指南

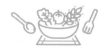

──蛋白質攝取指南──
健身者吃對蛋白質，
才能讓肌肉長大！

　　碳水化合物、蛋白質和脂肪都是很重要的營養素，但若要選出在減重和做肌力訓練時最重要的營養成分，相信很多人都會說「蛋白質」。你應該聽過很多人都說要多吃蛋白質，但這是為什麼呢？

① 蛋白質在肌肉成長方面扮演重要的角色

　　肌肉有 70% 是水分、22% 是肌肉組織，7% 是脂肪。為了得到一公斤的肌肉量，要在 7 天當中多攝取 220 克的蛋白質，也就是一天要多 31 公克。因此，為了要讓肌肉長大、防止肌肉流失，適量攝取蛋白質是非常重要的。

② 蛋白質是構成身體所有組織的主要營養

　　肌肉、內臟、骨骼、皮膚等，人體主要是以蛋白質構成的，所以還在發育的小朋友，一定要攝取足夠的蛋白質。除此之外，蛋白質也是打造肌肉、修復肌肉、增強肌肉的生長激素之主要成分。

③ 蛋白質在調節代謝方面扮演關鍵角色

　　幾乎人體所有的酵素、激素、調節身體機能的物質都是由蛋白質形成的。比方說，調節身體產生化學反應速度的酵素就是蛋白質構成的。不只是血液中的白血球和紅血球，負責免疫系統的免疫球蛋白等人體許多部分都需要蛋白質。

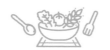

———蛋白質攝取指南———
減重期間
如何吃對蛋白質？

　　通常提到蛋白質，大部分的人都會想到雞胸肉、雞蛋以及各式各樣的蛋白質補充品。但所有的植物和動物都有蛋白質，所以我們通常都是透過這兩種管道獲得蛋白質。關於「該攝取哪種蛋白質？」的問題，我的答案是──無論是植物性蛋白質還是動物性蛋白質，都要平均攝取。

　　想要瞭解蛋白質，就一定會提到胺基酸，因為蛋白質是胺基酸聚合形成的。簡單來說，胺基酸等於是蛋白質的「建材」。人體形成蛋白質時需要二十種胺基酸，其中的十一種可以透過其他營養素來合成，但有另外九種胺基酸人體無法合成或是合成速度過慢，所以要從食物中攝取，這九種胺基酸稱為「必需胺基酸」。

　　我們吃下食物後會經過繁複的消化過程，將蛋白質分解為胺基酸，再將胺基酸合成為身體需要的各種蛋白質。胺基酸在人的體內會以多種方式結合，形成大約三萬種蛋白質。只要少了任何一種胺基酸，就無法順利合成蛋白質，所以設計菜單時，務必要留意補足所有的必需胺基酸。

「胺基酸分數」是一種評估蛋白質品質的數據，利用化學分析法分析蛋白質中的胺基酸成分，並將必需胺基酸的含量以數值呈現，分數越高，表示該食品的必需胺基酸含量越豐富，有助於合成蛋白質。胺基酸分數高的動物性蛋白質包括牛肉、豬肉、雞肉、魚類、雞蛋與牛奶；植物性蛋白質則為穀類、大豆與豆類加工食品。

近期的研究顯示，一個人每日的蛋白質攝取量中，動物性蛋白質與植物性蛋白質比例為 3:7 時，就是已充分攝取人體一日所需的蛋白質。綜合性地攝取適量植物性蛋白質和動物性蛋白質，而不是偏重於單一食材，以健康和營養的角度來說是非常有益的。攝取動物性蛋白質的好處是能夠攝取到必需礦物質「鐵、鋅、鈣」，但缺點是脂肪含量較高，所以建議提高植物性蛋白質的攝取比例。在設計菜單時，請隨時意識到這個比例，好好活用各種蛋白質來源。

減肥時可以吃的蛋白質

食物名稱	蛋白質	脂肪	熱量
雞胸肉	23	1	107
雞里肌	23	1	110
牛頸肉	21	1	102
牛臀肉	23	1	107
牛腱肉	22.5	1	105
牛里肌	19	5	200
豬里肌	24	4	135
豬腿肉	20	4	150
水煮蛋	13	11	154
豆腐	8	3	79
鷹嘴豆	9	3	164
香菇	3	0	22

注意！為什麼不可以過量攝取蛋白質

蛋白質吃多了也會變胖。蛋白質跟碳水化合物一樣，都會刺激胰島素分泌，過度攝取可能會提高血糖。此外，如果吃進去的量比人體需求的量還多，就會轉換成脂肪，儲存在身體裡。

攝取過多的蛋白質還可能會對肝臟造成龐大的負擔。碳水化合物、蛋白質、脂肪同樣都含有碳、氫、氧。其中只有蛋白質含有氮，所以在分解蛋白質的過程中會分泌「氨」。身體把氨視為有毒物質，所以如果一直累積「氨」且沒有排出，就會對身體帶來嚴重的負面影響。

氨會先儲存在腎臟裡，之後以小便和汗的型態排到體外。這個過程的發生地點位於肝臟，當肝臟和腎臟正常發揮機能時，高蛋白的飲食不會造成問題，但如果攝取過量的蛋白質，肝臟可能無法負荷而產生問題，所以請勿攝取過多的蛋白質。

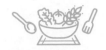

蛋白質的
攝取時機比分量更重要

① (X) 一口氣吃完、(O) 每餐規律吃

不要只在運動結束後攝取蛋白質，重點是每餐規律攝取。因為規律攝取蛋白質能讓「胺基酸池」維持一定的濃度，有助於形成肌肉。所謂的「胺基酸池」是指回收蛋白質的系統。以成人來說，一天平均會分解 250 ～ 300 公克的蛋白質，重新製作成人體組織。只要規律攝取蛋白質，維持血液中胺基酸的濃度，體內胺基酸就會增加，肌肉細胞也會與胺基酸結合而形成肌肉。

此外，蛋白質的合成時間最長會延續到運動後的二十四小時。運動結束後，身體會利用一整天攝取的蛋白質來合成蛋白質。所以，從運動後的初期到肌肉恢復期，都必須規律且持續攝取蛋白質。

② 請綜合攝取蛋白質和碳水化合物

運動後綜合攝取碳水化合物和蛋白質是更重要的。許多研究顯

示，綜合攝取碳水化合物和蛋白質能讓肌肉快速恢復，所合成的蛋白質也會比單純只攝取蛋白質更多，因為人體分泌的胰島素會和皮質醇的激素產生作用。胰島素是負責搬運葡萄糖和胺基酸的重要同化胺基酸，皮質醇則是負責分解蛋白質的異化荷爾蒙。在高強度運動結束後，皮質醇的分泌會增加，但如果在運動結束後綜合攝取碳水化合物和蛋白質，就能減少皮質醇，刺激胰島素分泌。

③ 請在運動結束後一個小時內攝取

攝取蛋白質後的 30 分鐘內，肌肉合成蛋白質的速度是最快的，這時肌肉會快速成長，最多可以維持三個小時。如果在運動後攝取蛋白質，就能啟動合成蛋白質相關的傳送訊號機制；攝取蛋白質的時間越晚，肌肉恢復延遲的可能性就會越高。實際比較做完下半身運動後「立刻補充蛋白質」的組別，以及另一個「兩個小時後補充蛋白質」的組別，會發現立刻攝取蛋白質組別的股四頭肌變得更粗壯。攝取蛋白質的時機會影響肌肉恢復的程度，所以請儘量在運動結束後一小時內攝取蛋白質。

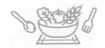

多喝乳清蛋白，就能長出肌肉嗎？

　　一定要吃蛋白質補充品嗎？先說結論，蛋白質補充品並不是必需品。如果日常生活中已經攝取足夠的肉類、雞蛋和海鮮等富含蛋白質的食材，就不需要額外吃補充品；相反地，如果吃得不夠，蛋白質補充品就非常有用，最重要的是配合自己的飲食習慣使用。

乳清蛋白

　　乳清是一種優質的蛋白質，含有身體容易消化與吸收的胺基酸。從牛奶中萃取乳清的方法大致有兩種，就是「起司乳清」與「牛奶乳清」。

　　起司乳清是最常見的種類，如果乳清蛋白的產品成分標示上沒有具體標示出處，那就是起司乳清。起司乳清是以製作起司後剩餘的副產物所製成，價格比較低廉，但在製作起司的過程中，胺基酸會被分解兩次，第一次是添加菌種讓牛奶發酵時，第二次是添加凝

乳酶（Rennet）讓牛奶凝固時。

牛奶乳清沒有經過起司的製作過程，而是直接從牛奶中萃取，因此萃取過程中被分解的胺基酸較少。缺點是牛奶乳清的價格比起司乳清高昂，因為牛奶僅用來製作乳清，沒有製作成起司。

乳清的種類很多，最大的差別是製作過程中經過多少次過濾。根據乳清的過濾過程，可分為「濃縮乳清蛋白（WPC）」、「分離乳清蛋白（WPI）」以及「水解乳清蛋白（WPH）」，以下分別介紹這三種產品的優缺點。

① 濃縮乳清蛋白（WPC）

最便宜，缺點是乳糖含量很高，乳糖不耐症患者吃了之後很容易腹瀉。如果沒有乳糖不耐症，選擇便宜的濃縮乳清蛋白即可。

② 分離乳清蛋白（WPI）

比濃縮乳清蛋白多經過一道過濾過程，因此蛋白質含量較高，乳糖含量較低，價格雖然比較貴，但如果有乳糖不耐症，建議選擇分離乳清。濃縮乳清和分離乳清的品質沒有差異，建議以乳糖不耐症的有無作為選擇標準即可。

③ 水解乳清蛋白（WPH）

水解乳清蛋白是乳清蛋白中最貴的種類，添加了分離水解酵素，製成容易消化的蛋白質。除非身體有消化、吸收方面的問題，否則並不推薦這項產品。由於容易消化，可能會讓血液中胺基酸的濃度急速上升，引發糖質新生，提高血糖。

酪蛋白

　　酪蛋白是牛奶、起司與優格中的主要蛋白質。酪蛋白跟乳清蛋白的差別在於消化和吸收的速度。酪蛋白的特性是接觸到酸性物質後會凝結成塊，所以攝取後會跟胃酸產生反應而凝固。正因這樣的特性，酪蛋白消化與吸收的時間會比乳清更長。

　　曾經有實驗觀察攝取同樣分量的乳清和酪蛋白後的反應。攝取100 分鐘後，乳清組的血液中胺基酸數值比酪蛋白組上升更多。不過攝取 300 分鐘後，乳清組的胺基酸數值會下降到攝取前的狀態，但酪蛋白組會依然維持上升狀態。透過這個結果可以得知，乳清是吸收速度快的蛋白質，酪蛋白則是吸收速度慢的蛋白質。以碳水化合物來比喻，乳清就是簡單碳水化合物，酪蛋白則像是複合碳水化合物。事實上，乳清讓胰島素增加的數值會比酪蛋白更多。

　　酪蛋白的優點是消化速度緩慢，不需要像乳清那樣頻繁攝取，就能讓血液中的胺基酸維持高濃度，因此建議無法每餐規律補充蛋白質的人使用。

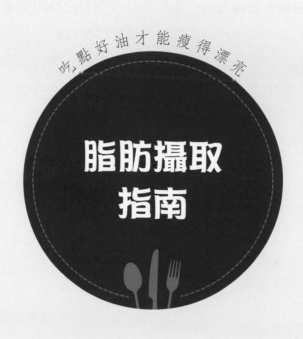

吃點好油才能瘦得漂亮

脂肪攝取
指南

健身者吃對脂肪，
讓身體維持正常機能

大家常常對含有「脂肪」的食物產生抗拒感，其實減肥的人不能不攝取脂肪。當然，像反式脂肪那樣的人工脂肪，或是累積在血管中的脂肪、囤積在腹部的體脂肪都對人體有害，但「食物中的脂肪」卻是身體不可或缺的必需營養素。減肥時必須攝取脂肪的原因，是為了讓身體執行基本的機能，以下就讓我們來瞭解必須攝取脂肪的兩大原因：

① 脂肪是構成人體的重要成分

大腦有百分之八十是以脂肪構成的，此外，脂肪也是構成細胞膜的重要成分，以及調節身體的激素原料。

② 補充必需脂肪酸和脂溶性維生素

必需脂肪酸就跟必需胺基酸一樣，人體內無法自行製造，必須每日從飲食中規律攝取。如果缺乏必需脂肪酸，就可能會造成皮膚、大腦、關節以及生殖器官的問題，也可能會罹患憂鬱症、視力

退步，以及導致心血管系統的疾病。所以，平日的飲食中除了要攝取含有必需脂肪酸的大豆油、芝麻油、玉米油等植物油，也要補充適量的堅果類和魚類。

　　另外，透過食物攝取的脂肪也能提供脂溶性維生素 A、D、E、K，這些濃縮的能量來源對於成長和發展扮演極為重要的角色。

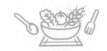

―――脂肪攝取指南―――
減重期間
如何吃對脂肪？

　　脂肪大致分為飽和脂肪、不飽和脂肪與反式脂肪。其中建議減肥時必須積極攝取的脂肪，是含有 omega-3 的不飽和脂肪。

① 不飽和脂肪

　　不飽和脂肪在室溫下呈現液態，容易變質。之所以會說不飽和脂肪很好，因為它是身體需要的「必需脂肪酸」。最具代表性的必需脂肪酸有 omega-3 和 omega-6，這是人體無法自行合成的營養素，一定要從食物中攝取。

　　沙丁魚、鮭魚、鯖魚和鰻魚等魚類都含有豐富的 omega-3。建議一週至少要吃兩次，但如果執行上有困難，也可以考慮攝取膠囊型態的 omega-3 營養補充品。除以之外，芝麻油、橄欖油和酪梨油等食用油以及堅果類也都含有豐富的 omega-3。

　　必須注意的是，單一食材裡並不只含有一種脂肪，而是混合各種脂肪酸，所以攝取時還要考量整體的比例。例如，如果 omega-6

的比例過高,可能會引發身體的發炎反應,所以要依照比例適量攝取。此外,不飽和脂肪酸容易變質,如果暴露在空氣中太久,或是料理溫度過高都會導致氧化或腐敗,誘發老化和癌症之類的疾病,這一點請特別留意。

含有不飽和脂肪的食品(每100公克)

食品名稱	不飽和脂肪(公克)	飽和脂肪(公克)	熱量(大卡)
MCT 油	0	13	867
鮪魚	0.3	0.2	108
鮭魚	3	2	146
玉米油	10	16	900
酪梨	15	3	187
蛋黃	16	10	322
亞麻籽	37	4	534
葵花籽	42	5	570
杏仁	44	4	578
核桃	55	6	654
橄欖油	80	13	884
芥花油	87	7	884

② 飽和脂肪

是指在室溫下呈固體或膠狀的脂肪。相較於不飽和脂肪,飽和脂肪在室溫下較不容易腐壞。牛油、豬油、奶油等動物性脂肪都含有飽和脂肪。飽和脂肪能維持體溫,保護身體免於外部衝擊。不過,攝取過多飽和脂肪會增加脂肪肝的風險,增加血液中膽固醇和三酸甘油酯的數值,引發心血管疾病和肥胖。

③ 反式脂肪

反式脂肪是經過人工「部份氫化」的植物油，對身體有害，增加罹患心血管疾病的風險等，要儘量避免攝取。由於反式脂肪能增添食品的酥脆口感，延長食品的保存期限，因此被大量運用於市售零食和酥炸食品中，例如薯條、爆米花、餅乾、炸雞和可樂餅等等，都含有大量的反式脂肪。

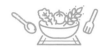

—脂肪攝取指南—
肌力訓練還是有氧運動
更能燃燒脂肪？

　　減肥最主要的目的就是降低體脂肪，想要消滅小腹、蝴蝶袖、大腿肉這些鬆垮垮的肥肉，唯一的方法就是減去多餘的體脂肪。那麼，如果在運動時選擇以脂肪為能量來源的運動，而非以碳水化合物為能量來源的運動，是不是會加速降體脂呢？增加熱量消耗當然能降低體脂肪，但如果理解體脂肪作為能量使用的原理，就能更有效率地運動。

　　像腹部或大腿這種地方，脂肪是以三酸甘油酯的形態存在於脂肪細胞裡。儲存在脂肪細胞的脂肪無法作為能量使用，必須要讓脂肪跑到脂肪細胞外面。那麼。該如何讓脂肪跑到脂肪細胞外面呢？最重要的關鍵是「激素」。只要分泌能使用脂肪的激素，脂肪就能當作能量來源使用。

　　我們的身體在受到刺激，變得緊張或感到壓力時，會啟動交感神經系統而分泌「正腎上腺素」和「腎上腺素」。一旦分泌這個激素，血液就會傳送「要使用脂肪細胞的脂肪」的訊號，進而釋放出

游離脂肪酸。脂肪離開脂肪細胞後會進入血液裡，流經全身，由肌肉和肝臟組織吸收，作為燃料使用，這時才真正開始燃燒體脂肪。

如果目的是要燃燒脂肪，那麼讓前面提到的激素分泌就非常重要。這個激素的濃度會在產生心理壓力、環境突然改變和運動時增加，其中大家最熟知的方法，就是透過阻力訓練帶來的壓力刺激激素分泌。以下，讓我們來看看該怎麼正確運動，才能最有效率地燃燒脂肪。

① 訓練時間要超過 30 分鐘

正腎上腺素和腎上腺素在血液中的濃度會隨著運動時間增加而上升，尤其腎上腺素對於血糖的變化非常敏感，短時間的低強度運動幾乎不會造成什麼變化，在長時間的高強度運動中才會看到增加的趨勢，所以做肌力訓練時，建議至少要超過 30 分鐘。

② 有系統地設定運動強度

最重要的是維持運動強度，不要降低。有一個研究測量運動時正腎上腺素和腎上腺素的濃度，他們比較維持運動強度的人跟強度逐漸降低的人，結果顯示，維持強度的人的正腎上腺素和腎上腺素的濃度較高。實際上，正腎上腺素會在運動強度增加到最大攝氧量超過 50% 時急速增加；腎上腺素則是要在最大攝氧量超過 60 ～ 70% 時才開始增加。

科學化調整運動強度的最佳方法，是確認運動時的氧氣消耗量，並持續追蹤血液中的乳酸濃度。不過，這種專業數據只有在運動生理學室才能測量，現實中是很難辦到的，替代的方式是詳細記錄平常的運動組數、重量、次數以及休息時間，然後有系統地計劃運動強度，以免運動強度下降。

③ 肌力訓練後一定要搭配有氧運動

一般來說，運動後釋放到血液裡的脂肪，實際能氧化的量不到三分之一，那麼那些還沒被氧化的脂肪會怎麼樣呢？剩餘三分之二的脂肪會回到原本的地方，也就是脂肪細胞裡。根據多個研究發表的結果顯示，在做阻力運動時，交感神經系統會啟動，增加體內游離脂肪酸、肝醣、生長激素的濃度，之後接著做有氧運動時可以燃燒更多脂肪。所以肌力訓練結束後，一定要搭配有氧運動，讓降體脂更事半功倍。

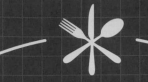

健身教練的
減脂密技

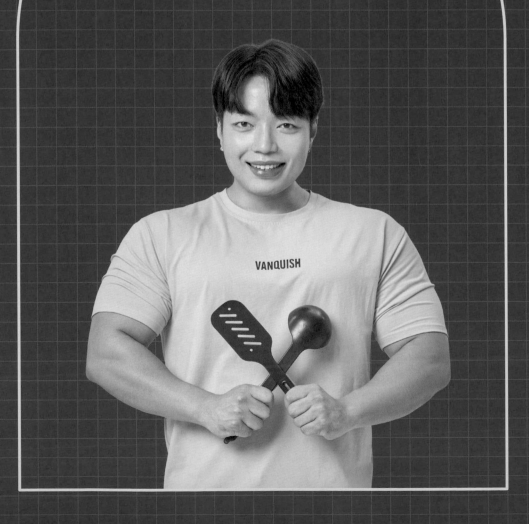

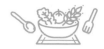

——健身教練的減脂密技——
讓你越吃越瘦的
膳食纖維

　　如果說骨骼是支撐動物身體的重要構造，膳食纖維就像是植物的骨骼。我們吃肉或海鮮時會把骨頭吐出來，因為骨頭非常堅硬；同樣的道理，膳食纖維是支撐植物的纖維質，是植物為了生存而形成的物質，所以非常難消化。我們的身體裡沒有能消化膳食纖維的酵素，因此膳食纖維會在沒有被分解的狀態抵達大腸。

　　膳食纖維大致上可分成不溶於水的「脂溶性膳食纖維」和溶於水的「水溶性膳食纖維」。兩種膳食纖維都有很棒的優點。脂溶性膳食纖維吸收水分後會膨脹，促進腸胃蠕動，讓排便順利；水溶性膳食纖維會在腸道內變成膠狀，幫助吸收糖分，抑止血糖上升。

脂溶性膳食纖維食品	水溶性膳食纖維食品
全穀類、馬鈴薯皮、白色花椰菜、櫛瓜、芹菜、酪梨	大豆、燕麥、大麥、黑麥、綠色花椰菜、胡蘿蔔、地瓜、洋蔥、堅果類

你應該聽過，減肥時要多吃蔬菜，原因就是要增加膳食纖維的攝取量。膳食纖維有助於減肥的原因有以下兩點：

　　第一，含有豐富膳食纖維的食物到了胃裡會慢慢地移動，讓飽足感持久且避免攝取過量食物。如果減肥時常常感到飢餓，可以在菜單裡加入適量的膳食纖維，提升飽足感。

　　第二、膳食纖維能防止血糖快速上升。水溶性膳食纖維在胃裡與液體混合時會形成黏稠的膠狀，降低釋放到血液裡的糖分。如果在攝取碳水化合物時搭配膳食纖維，就能避免血糖急速上升。

　　許多人在進行飲食控制時，容易有膳食纖維攝取不足的問題。因為蔬菜要洗、要切，處理程序比較麻煩，不太會被放到菜單裡。建議可以多利用清洗後就能直接生吃的蔬菜，或是放在電鍋裡蒸熟就能吃的菇類。

——健身教練的減脂密技——
有助於降低體脂肪的
營養補充品

　　哪些營養補充品適合在減脂期補充，或是有助於減重呢？事實上，透過食物攝取多種營養素是最理想的狀態，不要過度依賴保健品。例如，如果原本是一天自己準備兩餐，變成自己準備三餐，就不需要額外吃營養補充品。但如果是經常外食的人，可能就無法充分攝取所需的營養素。這種情況下，我推薦以下幾種營養補充品。

① 乳酸菌

　　在飲食控制的初期可能會遇到便秘的情況。飲食量突然比平常少很多，或是營養平衡被破壞時也會出現這個現象。尤其是吃代餐的人，可能會因為攝取的蔬菜不少而缺乏纖維質；另一方面，突然增加蛋白質的攝取量時也會便秘。這種時候，補充適量的乳酸菌會有幫助。

　　乳酸菌能幫助食物消化、預防便秘。有人會以為乳酸菌就是益生菌，其實「乳酸菌」是益生菌之中具代表性的「乳桿菌」。

光是攝取乳酸菌還不夠，確保菌種能夠抵達腸道才是最重要的。因為在抵達腸道之前，乳酸菌會經過胃，胃分泌的胃酸會降低菌種的生存率，如果想要確保菌種順利抵達腸道並發揮它應有的作用，建議每天攝取 1 億至 100 億的 CFU 乳酸菌營養補充品，增加體內的有益菌、抑制有害菌，這樣一來對於促進排便會非常有效。但是要注意，也不可以過度攝取乳酸菌，否則可能會出現排氣、腹瀉等症狀。

② 鈣質

你可能會想，「鈣質和減肥有什麼關係？」然而，鈣質不僅是構成骨骼和牙齒的要素，也能在減肥時發揮重要功能。鈣質是讓神經安定的重要元素，如果身體缺乏鈣質，大腦會認為吃得不夠而大吃大喝。此外，鈣質還能阻斷腸道對脂肪的吸收，不讓身體累積過多脂肪。因為若脂肪和鈣質在腸道結合，脂肪會凝固而隨著糞便排出體外。實際上，有個實驗曾比較攝取較少鈣質的人和攝取較多鈣質的人的脂肪排出比例，結果攝取較多鈣質的人排出多達兩倍以上的脂肪。

牛奶、乳製品、魚骨頭、海藻類、豆類、穀類和蔬菜都含有鈣質，但建議不要在用餐時間補充鈣質，最好的時間點是在飯後，因為飯後胃酸分泌量較高，有利於鈣質的消化和吸收。此外，由於鈣質會妨礙身體吸收鐵、鎂、鋅、銅等營養素，所以要避免和這些保健品一起服用。以國民健康署衛生福利部的營養攝取標準來看，成人一天的鈣質建議攝取量大約是 1000 毫克，男女都一樣。

③ 綜合維他命

如果因為工作繁忙，只能用簡單的食物充飢或是省略一餐，請考慮攝取綜合維生素。例如，早上只有吃一片吐司和雞蛋，就可以

利用營養補充品補充缺乏的維生素；相對地，如果早餐可以吃得很均衡，餐點內容已經含有穀類、蔬菜、肉類等食材，就沒有必要額外攝取維生素。

選擇綜合維他命時，請考慮以下兩件事。第一、脂溶性維他命（A、D、E、K）含量不要超過每日建議攝取量的 100%。攝取過多的水溶性維生素時，可以透過尿液排出體外，但脂溶性維生素不會排出。尤其是維生素 A，過量攝取會引發肝中毒，所以要注意含量，以免過量。

第二、請選擇劑量低、顆數多的。如果有一天一粒的產品和一天三粒的產品，請選擇後者，因為這樣比較方便控制維生素的攝取，不容易過量。一天三粒的產品可以分別在早上、中午、晚上食用，如果當天早上已經透過食物攝取充分的維生素，就不用另外補充維生素，方便控制攝取量。

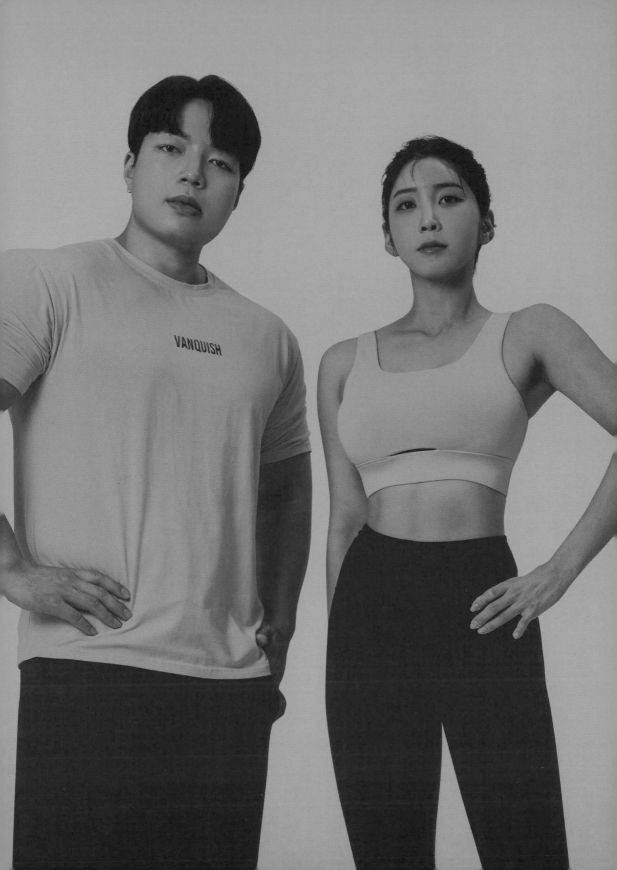

Part 2

【實作篇】

營養師設計的健康備餐指南

不少人都覺得設計瘦身菜單很麻煩。運動只要照表操課就可以完成，但一想到要備餐，不但要花時間去準備，做出來的東西可能也不好吃。其實想要成功瘦身，飲食比運動更重要，只要懂得訣竅，減脂餐也能吃得美味，大幅提升降體脂的成功率。以下，就讓我們來學習如何聰明設計一日三餐吧！

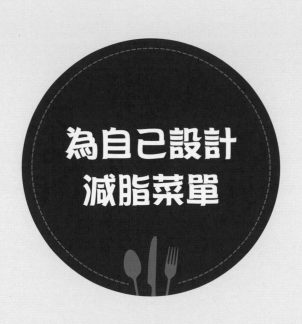

為自己設計
減脂菜單

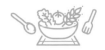

──為自己設計減脂菜單──

第一階段：
決定菜單的目的

設計減肥餐時，一定要斤斤計較每日攝取的熱量，嚴格限制食物分量嗎？其實不需要這麼辛苦。基本上只要理解設計菜單的原則，任何東西都可以吃，關鍵是要吃進對的營養。所以，即使不是營養專家，也需要瞭解你的身體需要那些營養素、以及該吃進多少分量才足夠。

設計菜單時最先該思考的是「目的」。控制飲食的目的不同，設計出的菜單也會大相逕庭。你的目的是要減脂？還是想要增肌？這會改變食物的分量和每一餐的組成，當然也會根據個人的喜好和狀況而改變。

一旦決定好目的，就要瞭解該如何分配碳水化合物、蛋白質和脂肪的比例。相較於只是照抄別人設計好的菜單，或是每天都重複同樣的菜單，更需要學習如何根據你的目的計算並設定各種營養素的攝取量。

提到減肥餐，你是不是只想到地瓜、雞胸肉和沙拉？在我指導如何自行設計減肥餐的過程中，發現很多人的身體組成是肌肉量很少、體脂肪很高，每天卻只攝取超低的熱量，還期待肌肉量會增加。這些人自己也感到納悶，明明已經吃很少了，但體脂肪都沒有降低的跡象。如果你已經嚴格控制飲食，身材卻沒有任何變化，很有可能是因為你沒有考慮自己的「體型」。

什麼是「體型」呢？為了方便起見，本書會將體型分為兩大類，以這兩種體型來說明設計菜單的方法。「肌肉量低、體脂肪高」的人是Ａ類型，「肌肉量和體脂肪都很低」的人是Ｂ類型。

接下來的章節會詳細介紹Ａ類型的人和Ｂ類型的人該如何規劃菜單。讀者們不需要把書中介紹的指南當成公式照做，可以搭配自己的狀況和喜好調整。每個人的代謝量和體型都不同，所以菜單也會不同，向營養師或營養專家諮詢也是一個好方法。

依據肌肉量與體脂肪分成不同體型

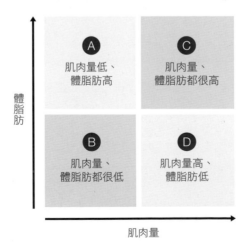

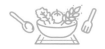

—為自己設計減脂菜單—
第二階段①：
肌肉量低、
體脂肪高的人怎麼吃

　　有些人明明已經吃低熱量的減肥餐，卻完全都沒有瘦下來。分析他們的身體組成，會發現這樣的人大部分都屬於「肌肉量低、體脂肪高」的體型。這些人往往希望能快速瘦下來，而將每日攝取的熱量降到極低，一心期待著體重計上的數字下降。

　　很可惜的是，當食量突然減少時，我們的身體反而會為了適應攝取熱量急速減少的環境，而比平常儲存更多營養，試圖不要消耗已經儲存在體內的熱量，也就是進入「節能狀態」。除此之外，一旦飲食量過度減少，因為長期忍受飢餓，遲早會發生暴飲暴食的情況，體重終究又會因飲食過量而回到原點，甚至是增加到比減肥前更胖的狀況。在不斷反覆「極低熱量飲食→暴飲暴食而復胖→極低熱量飲食→暴飲暴食而復胖」的循環時，人就會開始對減肥餐產生抗拒、覺得難以控制飲食，造成壓力持續累積。

　　因此，設計減脂餐的關鍵策略，是不要讓身體對於攝取熱量突

然減少而產生抗拒反應。如果才剛開始運動並搭配減脂餐，而且是屬於「肌肉量低、體脂肪高」的體型，起初反而要專注在「吃飽來提升肌肉量」這件事情上。增加肌肉量是主要目標，減去體脂則是次要目標。這樣的族群，在設計菜單時必須遵守以下兩點：

肌肉量低、體脂肪高的人的 InBody

肌肉脂肪分析

	低		正常	高			
	40　55　70	85	100　115	130　145　160　175　190　205 %			
體重			62.7				
	60　70　80	90	100　110	120　130　140　150　160　170 %			
骨骼肌重			24.4				
	20　40　60	80	100　160	220　280　340　400　460　520 %			
體脂肪重		17.8					

肥胖分析

	低		正常	高			
	-　10　15	18.5	21　23	30　35　40　45　50　55 %			
BMI			21.7				
	-　8　13	18	23　28	33　38　43　48　53　58 %			
體脂肪率			28.3				

① 每日攝取熱量設定為略少於每日消耗熱量

在本書第 30 頁提到，一日消耗熱量是「基礎代謝量、活動代謝量和食物熱效應（TEF）」的總和。計算出自己每日消耗的總熱量後，再增加或減少 200 ～ 300 大卡，即可得到每日應攝取的熱量。

② 蛋白質請設定在每公斤 1.6 ～ 1.7 公克左右

假設體重是 55 公斤，平常有在做肌力訓練並希望增加肌肉量的話，根據下頁的表格，可透過「55×1.6=88」的算式，計算出一天要吃 88 克的蛋白質。這是因為做運動會破壞肌肉，一定要攝取適量的蛋白質來修補及重建受損的肌肉，才能促進肌肉生長。

根據活動量與目的提供不同的蛋白質建議攝取量

活動量	每公斤體重的蛋白質建議攝取量（公克）
久坐者	0.8
肌力訓練＋以維持肌肉量為目的	1.2～1.4
肌力訓練＋以增加肌肉量為目的	1.6～1.7
肌耐力訓練	1.2～1.4
間歇性高強度訓練	1.4～1.7
體重控制	1.4～1.8

　　肌肉量低、體脂肪高的人，首先要遵守以上兩點來設計菜單，讓肌肉量增加，之後再有策略地逐漸降低攝取熱量，才能更順利地減掉體脂肪。

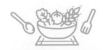

—為自己設計減脂菜單—

第二階段②：
肌肉量和體脂肪都偏低
的人怎麼吃

　　有些人覺得自己已經吃很多也練很多，肌肉卻沒有增加的跡象。有在健身的人，究竟該怎麼吃才對呢？分析這些人的身體組成，會發現這些人的體重往往都低於標準，食量比自己所想像的還要少。明明體脂肪已經低於標準，他們還是會害怕體脂肪增加而不敢吃太多。

　　如果肌肉量和體脂肪都像下頁的圖表一樣低於標準，重點是要先增加營養攝取，將體脂肪增加到標準值，目標先放在提升基礎代謝量。這樣的人在設計菜單時必須遵守以下三點：

肌肉量和體脂肪率都偏低的人的 InBody

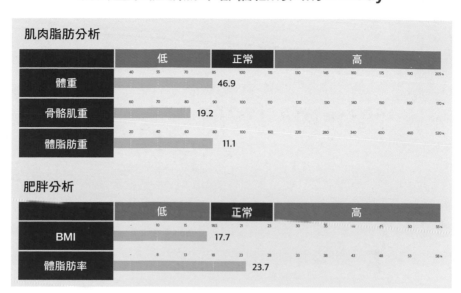

肌肉脂肪分析

	低	正常	高
體重		46.9	
骨骼肌重	19.2		
體脂肪重	11.1		

肥胖分析

	低	正常	高
BMI		17.7	
體脂肪率		23.7	

① 每日攝取熱量設定為略多於每日消耗熱量

　　吃進去的食物，要比活動消耗掉的熱量還多，才能增加肌肉量。不過請注意，隨意吃進垃圾食物是不會長肌肉的，只會增加體脂肪。請先參考本書第 30 頁的內容，計算自己每日消耗的總熱量後，再設定多 300 ～ 400 大卡。這裡的重點，是要多吃能夠增加肌肉量的食物。

　　如果想要增加一公斤的肌肉量，具體來說該怎麼做呢？肌肉大致上包含三種成分，70% 是水分，20 ～ 22% 是肌肉組織，5 ～ 7% 是脂肪。也就是說，為了得到一公斤的肌肉量，要多攝取 220 克的蛋白質。

　　增加一公斤的肌肉量需要的熱量大概是 1200 ～ 1400 大卡，增加一公斤的體脂肪則需要 7700 大卡，相較之下，增加一公斤肌肉不需要太多的熱量。要是我們攝取 1200 ～ 1400 大卡後，身體也能增加一公斤的肌肉量就太好了，但實際上很難辦到，因為每個人一天

能合成的肌肉量不同，還會取決於運動資歷、運動強度、運動時間等許多要素。請別忘記，想要增加肌肉量，一定要搭配充足的營養攝取和強度夠高的訓練動作。

② 設定碳水化合物、蛋白質和脂肪的攝取量

我在為減重班的學員指導運動營養學時，發現大家都會對於吃進含有碳水化合物和脂肪的食物感到恐懼。不過，為了增加肌肉量，碳水化合物、蛋白質、脂肪三大營養素都需要適量攝取。尤其脂肪是人體無法自行合成的營養素，例如必需脂肪酸（omega-3、omega-6）要透過食物或營養補充品攝取。身體若缺乏必需脂肪酸，可能會造成脂肪代謝出現異狀，或是脂肪儲存在肝臟，增加膽固醇。所以，每天的飲食要均衡地攝取碳水化合物、蛋白質和脂肪。順帶一提，設定碳水化合物、蛋白質和脂肪的攝取量時，可以參考最具代表性的比例「5:3:2」或「4:4:2」。

③ 請不要害怕體脂肪增加

最理想的情況是不增加體脂肪，只增加肌肉量。但是，為了要增加肌肉量，需要忍受體脂肪增加到一定程度。為了在增肌期間儘可能地降低體脂肪的增加量，請隨時觀察身體變化，當肌肉量增加到目標值後，就要開始調整攝取的熱量。

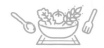

—— 為自己設計減脂菜單 ——
第三階段：
檢視飲食控制的錯誤觀念

進行飲食控制時有哪些常見錯誤？在正式開始設計瘦身餐前，請先檢視以下幾點：

① 是否將碳水化合物的攝取量降得太低？

不論是進行高強度無氧運動的一分鐘內，或是進行高強度有氧運動的 1 ～ 2 個小時內，碳水化合物都是主要的能量來源。如果攝取的碳水化合物不足，進行高強度運動時就難以發揮正常的運動能力。倘若控制飲食的目的是增加肌肉量，那麼攝取適當的碳水化合物非常重要。

目的是健身的情況下，建議每公斤體重攝取 5 ～ 6 公克的碳水化合物。要特別注意的是，碳水化合物並不僅限於米飯、麵包、地瓜和南瓜等食材，我們平日攝取的食物中，即使是蔬菜和肉類也都含有碳水化合物。所以在自己需要的碳水化合物攝取量中，透過複合碳水化合物攝取 70 ～ 80% 就行了，其餘的 20 ～ 30% 會在雞胸肉、雞蛋和海鮮等其他食物中獲得。

	第一階段	一開始攝取體重×2.5g 的碳水化合物
逐漸降低碳水化合物攝取量的方法	第二階段	每週測量 InBody 來檢視肌肉量和體脂肪的變化
	第三階段	逐漸降低碳水化合物的攝取量（建議一日至少要攝取 50～100 公克）

② 飲食是否正以高蛋白質為主？

你是否認為要吃很多蛋白質才能有效率地增加肌肉量？你是否以為蛋白質不會以脂肪的形式儲存，所以現在每天攝取的熱量大多來自蛋白質？如果以上你都回答「是」，就代表你犯了大忌。跟其他營養素相比，蛋白質的確比較不會影響到體脂肪的增加，但很多研究結果顯示，如果每公斤體重攝取超過兩公克的蛋白質，就不會對肌肉量增加帶來太大的影響。每公斤體重攝取 1.6 ～ 1.7 公克的蛋白質是最適當的。請檢視第 89 頁「根據活動量與目的提供不同的蛋白質建議攝取量」來制定符合自己的攝取量。

	第一階段	一開始攝取體重×1.6g 的蛋白質
設定蛋白質適當攝取量的方法	第二階段	每週測量 InBody 來檢視肌肉量和體脂肪的變化
	第三階段	調整蛋白質攝取量（根據肌肉量、身體狀態、運動強度做改變）

③ 是否擔心變胖而不吃脂肪？

控制飲食時，大部分的人都會對攝取脂肪感到抗拒，擔心吃了脂肪後就會讓體脂肪增加。不過，脂肪在身體各方面都很重要。例如，腦細胞膜的成分是脂肪，會影響認知功能和視覺功能。如果搭配其他營養均衡攝取，脂肪反而有助於減重，對於雕塑結實的身材有正面效果，所以請務必在減脂餐裡加入優質的油脂類食物，不要害怕攝取脂肪。一日攝取的總熱量之中，脂肪最好能占 20% 左右。

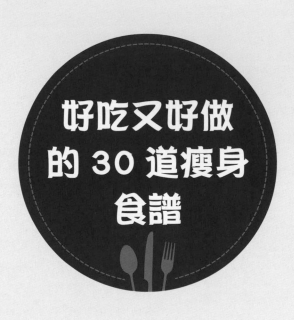

好吃又好做
的 30 道瘦身
食譜

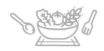

體脂肪狂降的
10 日減脂菜單

	早餐	午餐	晚餐	熱量
第1日	高蛋白水果優格碗 第 102 頁	香煎雞肉親子丼 第 130 頁	南瓜泥半熟蛋沙拉 第 104 頁	1059
第2日	高蛋白蘋果肉桂吐司 第 156 頁	雞胸肉炒菇三明治 第 148 頁	日式拿坡里 義大利麵 第 138 頁	1152
第3日	雞肉沙拉墨西哥薄餅捲 第 144 頁	鮪魚沙拉豆皮壽司 第 110 頁	減醣蔬菜豆腐麵 第 132 頁	1164
第4日	雞胸肉蔬菜鍋巴湯 第 114 頁	凱薩雞肉沙拉三明治 第 150 頁	北非燉蛋義大利麵 第 142 頁	1170
第5日	南瓜泥半熟蛋沙拉 第 104 頁	韓式高麗菜絲三明治 第 146 頁	豬肉蘿蔔乾拌飯 第 122 頁	1236
第6日	卡姆小麥荷包 蛋沙拉 第 106 頁	蘑菇豆奶蝦仁燴飯 第 128 頁	清炒番茄義大利麵 第 140 頁	1275
第7日	雞蛋燕麥韓式拌飯 第 118 頁	和風洋蔥牛排蓋飯 第 126 頁	海螺豆芽菜拌麵 第 134 頁	1286
第8日	豆腐滑蛋蔬菜粥 第 116 頁	凱薩雞肉沙拉三明治 第 150 頁	生蛋牛肉沙拉丼飯 第 120 頁	1324
第9日	酪梨雞蛋開放式 三明治 第 154 頁	菠菜蝦仁蛋炒飯 第 124 頁	夏威夷鮭魚 酪梨蓋飯 第 108 頁	1340
第10日	鮪魚蔬菜燕麥粥 第 112 頁	墨西哥風酪梨 肉醬三角餅 第 152 頁	泰式涼拌冬粉沙拉 第 136 頁	1346

1

2

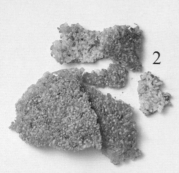

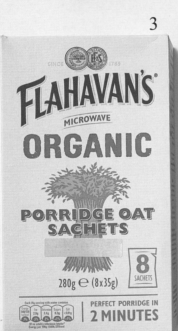

5

3

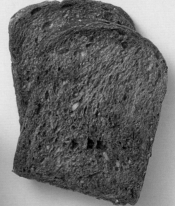

FLAHAVAN'S

MICROWAVE

ORGANIC

SINCE 1785

PORRIDGE OAT SACHETS

280g ℮ (8×35g)

8 SACHETS

PERFECT PORRIDGE IN
2 MINUTES

4

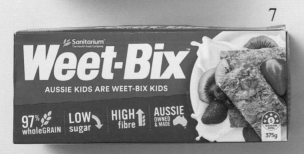

6

7

Sanitarium
The Health Food Company

Weet-Bix™

AUSSIE KIDS ARE WEET-BIX KIDS

97% wholeGRAIN | **LOW** sugar | **HIGH** fibre | **AUSSIE** OWNED & MADE

375g

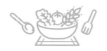

越吃越瘦的
優質碳水化合物

1 **糙米飯**：書中的飯料理常使用糙米飯，因為糙米的消化和吸收速度比白米慢。所有使用糙米飯的食譜，都可以替換成全穀飯。

2 **糙米鍋巴**：韓國人喜歡吃口感酥脆的白米鍋巴，改吃糙米或雜糧製成的鍋巴，會拉長消化和吸收時間，也能咀嚼得更久。

3 **燕麥**：接觸到水或牛奶時會膨脹，適合作為代餐。燕麥的碳水化合物含量比白米少，蛋白質含量則多達兩倍。

4 **全麥義大利麵**：這是將堅硬粗糙的杜蘭小麥磨細後製成的義大利麵，是蛋白質含量高的複合碳水化合物，非常適合當作瘦身餐的食材。

5 **卡姆小麥**：卡姆小麥是一種源於古埃及的穀物，特色是帶有堅果和奶油的香氣，越嚼越香，更比一般小麥多出 40%的蛋白質。做義式燉飯時可用來取代米飯，也可以搭配沙拉一起享用。

6 **全穀吐司**：口感堅硬，但越嚼越香。

7 **Weet-Bix 全穀片**：全麥（Wheat）和餅乾（Biscuit）的合稱，是可以輕鬆吃進高纖維的全麥產品。口感酥脆、容易化開，可以直接當餅乾吃，也可以搭配料理當作正餐來吃。

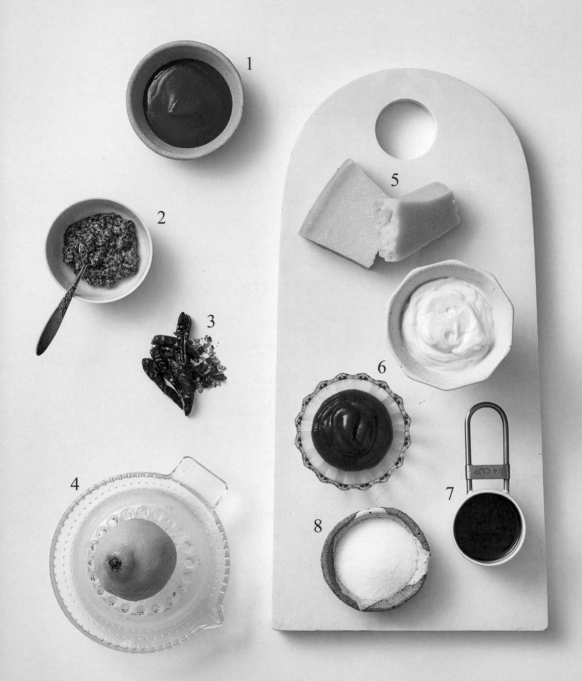

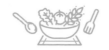

減脂期也能安心使用的
調味料

1 **是拉差香甜辣椒醬：**比一般辣醬的醋含量更少，味道較不酸，幾乎接近零熱量，常用在減脂餐中。

2 **顆粒芥末醬：**吃得到芥末籽的芥末醬，色澤是淡雅的土黃色。具有特別的酸甜滋味，適合當作沙拉醬、三明治抹醬，也可以用於海鮮與肉類料理。

3 **碎紅辣椒：**味道清爽麻辣的西式乾辣椒，很適合搭配沙拉和義大利麵。用油炒過之後，味道和香氣會變得更濃郁。

4 **檸檬汁：**用於冷盤料理之中，能夠增添食材的新鮮度。

5 **帕達諾乾酪（Grana Padano）：**質地堅硬，可用於醬汁、湯品，或磨碎撒在義大利麵或沙拉上，增添料理風味。

6 **低卡美乃滋、減鈉減卡番茄醬：**比一般美乃滋和番茄醬的熱量低約 50%。

7 **巴薩米克醋：**在味道平淡的減脂餐中添加酸甜好滋味，也有助於提升香氣。

8 **阿洛酮糖（Allulose）、甜菊糖（Stevia）：**可以取代砂糖的甜味劑，具有糖的味道和質地，但熱量非常低。

高蛋白水果優格碗

⏱ 5～10 分鐘 ｜ 🐄 279kcal

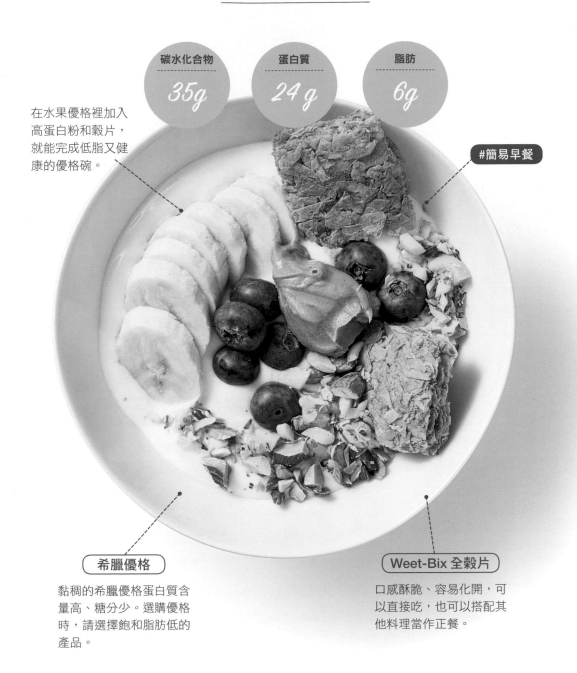

碳水化合物	蛋白質	脂肪
35g	*24 g*	*6g*

在水果優格裡加入高蛋白粉和穀片，就能完成低脂又健康的優格碗。

#簡易早餐

希臘優格

黏稠的希臘優格蛋白質含量高、糖分少。選購優格時，請選擇飽和脂肪低的產品。

Weet-Bix 全穀片

口感酥脆、容易化開，可以直接吃，也可以搭配其他料理當作正餐。

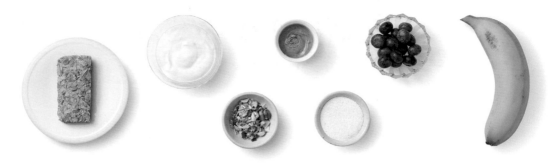

食材

希臘優格 80g

高蛋白粉 1 湯匙（15g）

水果 80g

Weet-Bix 全穀片 1 塊
（也可以使用燕麥片等）

碎堅果 1 大匙（10g）

花生醬 1/2 大匙

步驟

1 在碗中加入希臘優格，拌入一湯匙高蛋白粉，
用小湯匙攪拌均勻直到看不到粉末。

2 水果洗淨後去皮，全部切成容易入口的大小後
放入碗中。

3 擺上 Weet-Bix 全穀片和碎堅果，最後加入花
生醬即完成。享用前，請先全部攪拌均勻。

TIP
幫助減脂的水果

建議選擇含糖量低的水果，例如香蕉、藍莓、蘋
果、草莓、奇異果、葡萄柚和柳橙等等。

南瓜泥半熟蛋沙拉

⏱ 15～20 分鐘 | 🐄 300kcal

碳水化合物	蛋白質	脂肪
31g	*16g*	*12g*

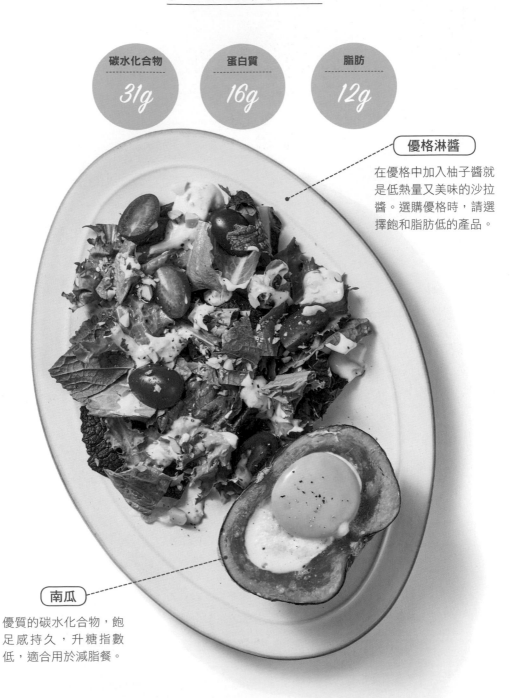

優格淋醬

在優格中加入柚子醬就是低熱量又美味的沙拉醬。選購優格時,請選擇飽和脂肪低的產品。

南瓜

優質的碳水化合物,飽足感持久,升糖指數低,適合用於減脂餐。

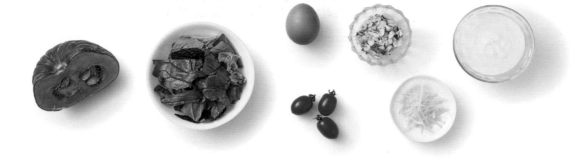

食材

小型南瓜 1/2 顆（100g）

雞蛋 1 顆

帕瑪森起司粉 1/2 大匙

小番茄 3 顆

生菜沙拉 50g

碎堅果 1 大匙

優格淋醬

希臘優格 3 大匙

柚子醬 1 小匙（或果醬、蜂蜜）

鹽 少許

研磨胡椒 少許

步驟

1 南瓜洗淨後，用湯匙去籽，放入耐熱容器中，蓋上蓋子，放進微波爐加熱 3 分鐘。

2 取出後，在南瓜中間打一顆蛋，撒上帕瑪森起司粉。蓋上蓋子，再放進微波爐加熱 2 ～ 3 分鐘後取出備用。

＊蛋黃先用叉子戳洞，以免在加熱過程中，蛋黃可能會在微波爐裡炸開。

3 將優格淋醬的材料放入碗裡攪拌均勻。

4 將小番茄洗淨、去蒂後，切成適合入口的大小，與生菜沙拉混合，裝盤後撒上碎堅果，放入南瓜後即完成。

TIP

增加碳水化合物

也可以搭配烤過的麵包或餅乾，更增飽足感。

卡姆小麥荷包蛋沙拉

⏱ 10～15 分鐘 ｜ 🐐 371kcal

碳水化合物	蛋白質	脂肪
32g	16g	19g

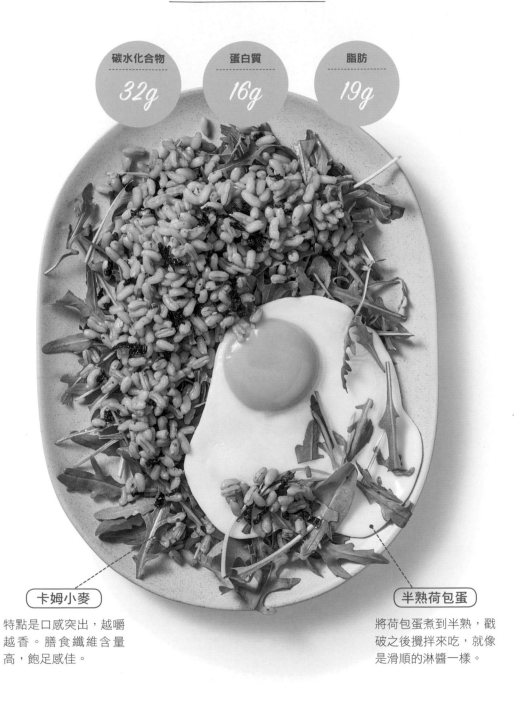

卡姆小麥

特點是口感突出，越嚼越香。膳食纖維含量高，飽足感佳。

半熟荷包蛋

將荷包蛋煮到半熟，戳破之後攪拌來吃，就像是滑順的淋醬一樣。

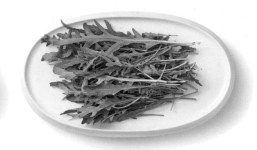
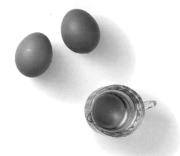

食材

已煮熟的卡姆小麥 80g
（或其他已煮熟的穀類）
芝麻葉 30g（或其他嫩葉蔬菜）
食用油 1 小匙
雞蛋 2 顆

飯的調味料

　醬油 1 小匙
　芝麻油 1 小匙
　白芝麻 少許
　調味海苔絲 少許

沙拉調味料

　醋 1 小匙
　糖 1 小匙
　鹽 少許
　研磨胡椒 少許

步驟

1 將已煮熟的卡姆小麥（或其他已煮熟的穀類）
與飯的調味料輕輕攪拌均勻。

2 芝麻葉洗淨後，與沙拉調味料輕輕攪拌均勻。

3 在已預熱的平底鍋中倒入食用油，打入兩顆雞
蛋煎成半熟蛋，也可依個人喜好煎到全熟。

4 將攪拌完成的步驟②和卡姆小麥依序裝盤，最
後鋪上半熟蛋即完成。

TIP

如何煮卡姆小麥

卡姆小麥在清洗後，需浸泡一個小時以上。將泡過
的卡姆小麥瀝乾，加水倒入鍋中煮 20 分鐘，即可
用在料理中。

TIP

增加碳水化合物

如果想吃飽一點，可以增加卡姆小麥的分量。喜歡
味道重一點的話，可以多加一些鹽調味。

夏威夷鮭魚酪梨蓋飯

⏱ 15～20 分鐘 | 🐮 582kcal

碳水化合物	蛋白質	脂肪
55g	*28g*	*28g*

夏威夷蓋飯是色彩鮮豔、營養均衡的一碗料理。

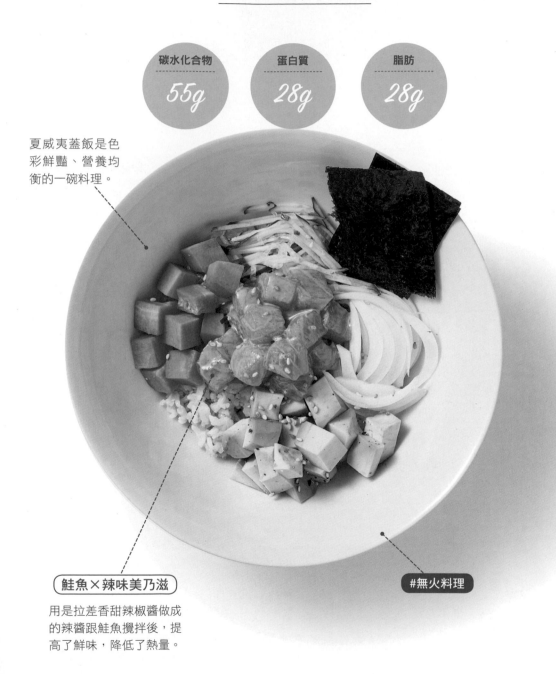

【鮭魚×辣味美乃滋】

用是拉差香甜辣椒醬做成的辣醬跟鮭魚攪拌後，提高了鮮味，降低了熱量。

#無火料理

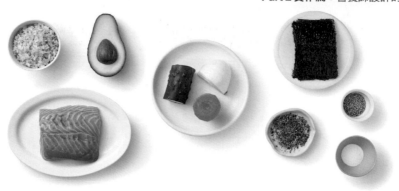

食材

酪梨 1/2 顆

鹽 少許

胡椒粉 少許

紅蘿蔔 1/10 條（20g）

洋蔥 1/10 顆（20g）

小黃瓜 1/4 條（50g）

鮭魚生魚片 100g（或鮪魚罐頭）

糙米飯 1/2 碗（100g）

白芝麻 少許

調味海苔 6 片

辣味美乃滋

低卡美乃滋 1 大匙

是拉差香甜辣椒醬 1/2 大匙

醬油 1 小匙

糖 1 小匙

芝麻油 少許

飯的調味料

鹽 1/4 小匙

醋 1 小匙

糖 1/2 小匙

步驟

1 酪梨去皮、去籽後，切丁，並用鹽和胡椒粉調味；紅蘿蔔洗淨、去皮後，切丁；洋蔥洗淨、去皮後，切絲；小黃瓜洗淨後，切絲。
　＊酪梨也可以用叉子搗碎。

2 將鮭魚生魚片切成適合食用的大小。

3 將鮭魚生魚片和辣味美乃滋食材放入碗中攪拌均勻。

4 將糙米飯和飯的調味料放在碗裡，輕輕攪拌。

5 將步驟①的食材裝入碗中，最後撒上鹽、胡椒粉和白芝麻調味，並放上調味海苔即完成。

TIP

夏威夷蓋飯的變化版

如果用 50g 的生菜沙拉取代糙米飯，不但能降低熱量，也不需準備飯的調味料。

鮪魚沙拉豆皮壽司

⏱ 15～20 分鐘 | 🥛 476kcal

碳水化合物 **41g**

蛋白質 **27g**

脂肪 **23g**

加入醃漬過的小黃瓜，口感清脆爽口。市售的調味豆皮已有甜度，不需另外製作飯的調味料。

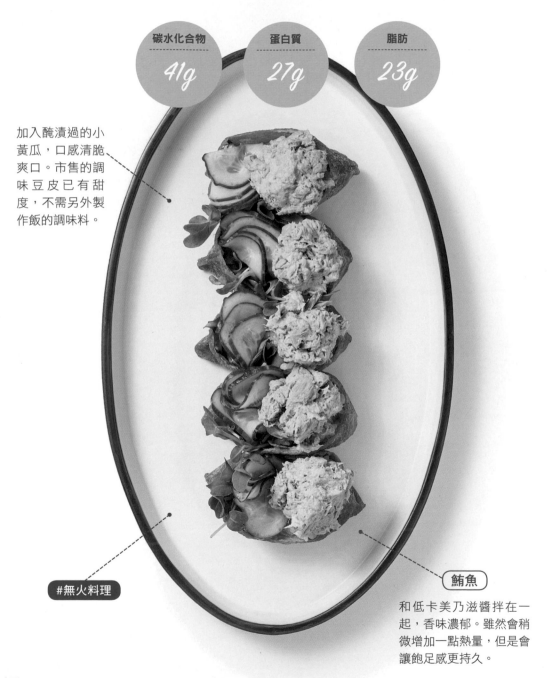

#無火料理

鮪魚

和低卡美乃滋醬拌在一起，香味濃郁。雖然會稍微增加一點熱量，但是會讓飽足感更持久。

110

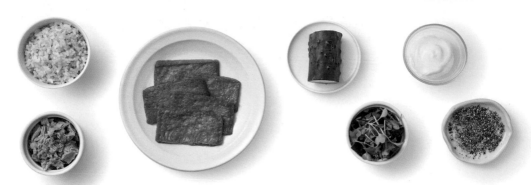

食材

小黃瓜 1/4 條（50g）

鮪魚罐頭 1 罐（85g）

低卡美乃滋 1 大匙

胡椒粉 少許

糙米飯 1/2 碗（100g）

嫩葉類蔬菜 1 把
（或芽苗類蔬菜 20g）

豆皮 5 片

醃製醬料

| 鹽 1/4 小匙

| 醋 1 小匙

| 糖 1 小匙

步驟

1 小黃瓜洗淨後，切成薄片，與醃製醬料攪拌均
勻，靜置 10 分鐘後瀝乾。

2 鮪魚罐頭裡的油脂倒掉不使用，將鮪魚裝入碗
中，與低卡美乃滋和胡椒粉攪拌均勻。

3 將糙米飯、嫩葉類蔬菜、攪拌好的鮪魚以及小
黃瓜塞入豆皮，即完成。

TIP

增加碳水化合物

可以增加糙米飯的分量，就能吃得飽一點。如果覺
得味道太淡，可以多加一些鹽調味。

TIP

可取代鮪魚的食材

鮪魚罐頭可以替換成鮭魚罐頭、雞胸肉、蟹肉與水
煮蛋等等。

蔬菜鮪魚燕麥粥

⏱ 15～20 分鐘 ｜ 🐄 445kcal

碳水化合物	蛋白質	脂肪
40g	*30g*	*19g*

這碗低熱量的湯加了滿滿的綠色花椰菜、鮪魚和雞蛋，料多就是它的特色。

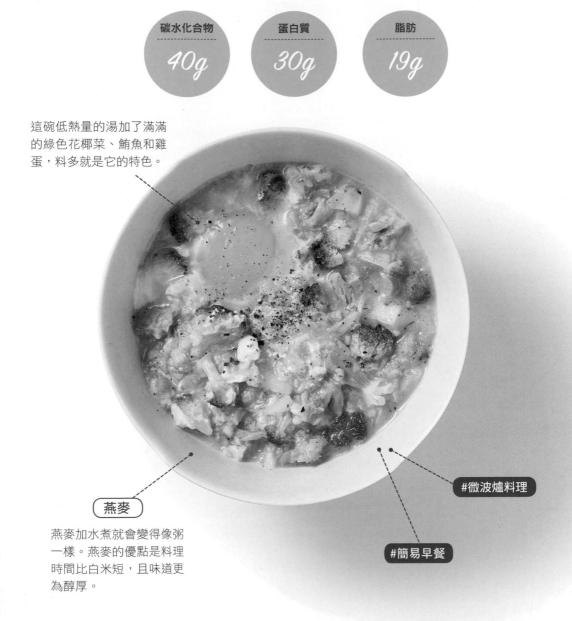

燕麥

燕麥加水煮就會變得像粥一樣。燕麥的優點是料理時間比白米短，且味道更為醇厚。

#微波爐料理

#簡易早餐

112

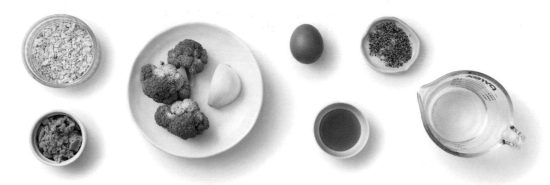

食材

綠色花椰菜 1/3 朵（100g）

洋蔥 1/4 顆（50g）

鮪魚罐頭 1 罐（85g）

芝麻油 1 小匙

鹽 1/2 小匙

胡椒粉 少許

燕麥 40g

水 300ml

雞蛋 1 顆

步驟

1 將綠色花椰菜洗淨後，切小朵、削去莖部外皮；洋蔥洗淨後，去皮、切小丁。鮪魚罐頭裡的油脂倒掉不使用。

2 芝麻油倒入熱鍋中，放入洋蔥炒 30 秒。

3 加入綠色花椰菜、鹽和胡椒粉後，拌炒 30 秒。

4 加入燕麥和水（300ml）後，攪拌 1 分鐘，煮至沸騰。

5 煮沸後加入鮪魚、雞蛋，並輕輕攪拌。待雞蛋煮熟後關火，即完成。

TIP

用微波爐烹調

將所有材料放入耐熱容器中攪拌均勻，蓋上蓋子，在微波爐中加熱 2～3 分鐘。雖然風味會比用鍋子煮稍微差一些，但作法更簡單且更有效率。

雞肉蔬菜鍋巴湯

⏱ 20～25 分鐘 ｜ 🐂 365kcal

碳水化合物	蛋白質	脂肪
46g	*27g*	*8g*

#簡易早餐

#解酒

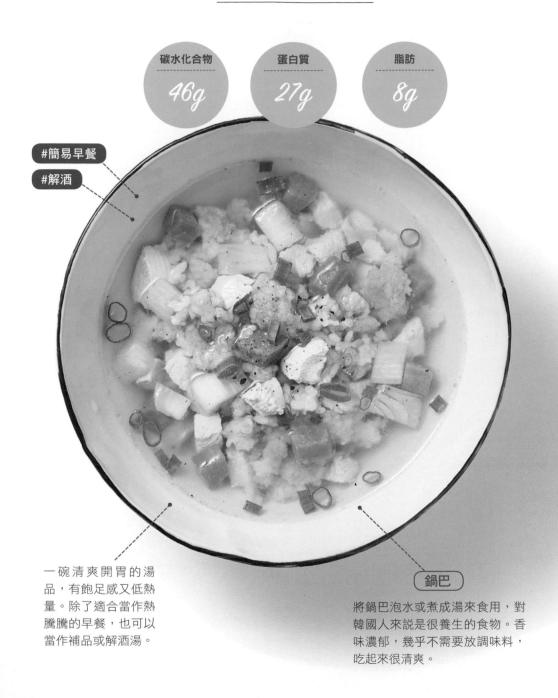

一碗清爽開胃的湯品，有飽足感又低熱量。除了適合當作熱騰騰的早餐，也可以當作補品或解酒湯。

鍋巴

將鍋巴泡水或煮成湯來食用，對韓國人來說是很養生的食物。香味濃郁，幾乎不需要放調味料，吃起來很清爽。

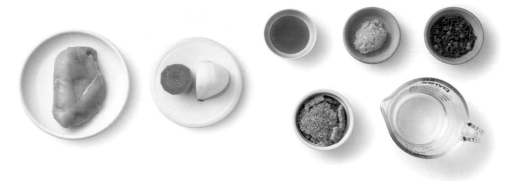

食材

洋蔥 1/4 顆（50g）

紅蘿蔔 1/4 條（50g）

雞胸肉 1 塊（100g）

水 600ml

芝麻油 1/2 大匙

蒜末 1/2 大匙

糙米鍋巴 40g

鹽 1/2 小匙

胡椒粉 少許

蔥花 1 大匙（可省略）

步驟

1　將洋蔥和紅蘿蔔洗淨、去皮後，切丁；雞胸肉洗淨擦乾備用。

2　在鍋中加入水（600ml）和雞胸肉，煮 10 分鐘後撈出，放涼後切成適合入口的大小。保留煮雞胸肉的湯不要倒掉。

3　將芝麻油倒入熱鍋中，加入洋蔥、紅蘿蔔和蒜末炒 2 分鐘。

4　加入步驟②的湯和雞胸肉，煮沸後放入糙米鍋巴，續煮 3 ～ 5 分鐘。最後放入鹽、胡椒粉和蔥花即完成。

TIP

用米飯或燕麥代替鍋巴

如果不喜歡鍋巴，可以用等量（40 克）的米飯或燕麥代替。米飯或燕麥片和鍋巴的濃稠度不同，請根據個人喜好調整料理時間和水量。

豆腐滑蛋蔬菜粥

⏱ 10～15 分鐘 ｜ 🐑 432kcal

碳水化合物	蛋白質	脂肪
40g	*29g*	*17g*

這道料理超簡單，把所有食材放入碗裡，再用微波爐加熱即可完成！

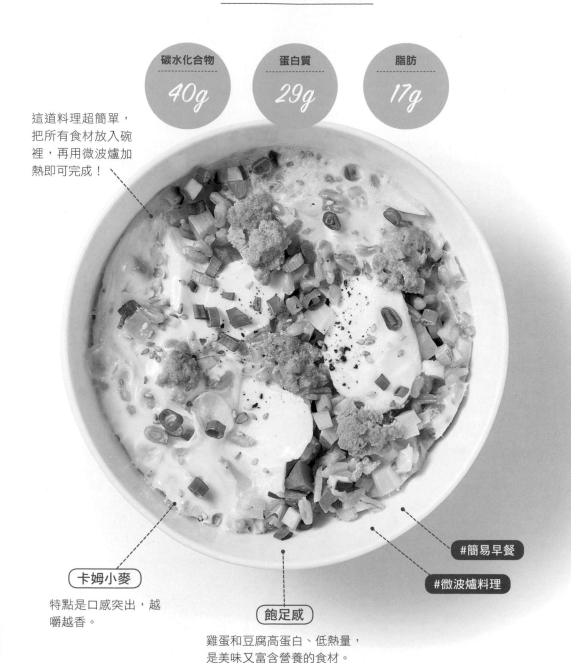

#簡易早餐

#微波爐料理

卡姆小麥

特點是口感突出，越嚼越香。

飽足感

雞蛋和豆腐高蛋白、低熱量，是美味又富含營養的食材。

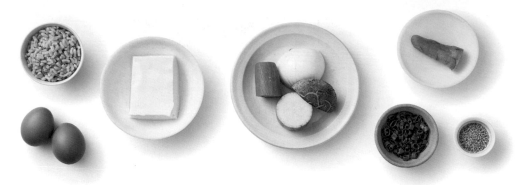

食材

綜合蔬菜 100g
（洋蔥、紅蘿蔔、香菇等）

低鹽明太子 1/2 條（30g）

已煮熟的卡姆小麥 60g
（或糙米飯）

雞蛋 2 顆

可生吃的豆腐 1 包
（或嫩豆腐 140g）

料理酒 1 小匙

鹽 少許

胡椒粉 少許

蔥花 1 大匙

白芝麻 少許

步驟

1 將洋蔥和紅蘿蔔洗淨、去皮後，切丁；香菇泡水 15 分鐘後，取出瀝乾，切薄片。

2 將明太子用刀切成兩半後，只挑出魚卵使用。
*明太子可依個人喜好酌量添加。

3 將所有材料放入耐熱容器中攪拌均勻。蓋上蓋子，在微波爐中加熱 4 ～ 5 分鐘後即完成。

> **TIP**
> ### 如何煮卡姆小麥
> 卡姆小麥在清洗後，需浸泡一個小時以上。將泡過的卡姆小麥瀝乾，加水倒入鍋中煮 20 分鐘，即可用在料理中。

> **TIP**
> ### 增加碳水化合物
> 可以再增加 20 公克的卡姆小麥，就能吃得飽一點。如果覺得味道太淡，可以多加一些鹽調味。

雞蛋燕麥韓式拌飯

⏱ 10～15 分鐘 | 🍽 387kcal

碳水化合物	蛋白質	脂肪
48g	20g	13g

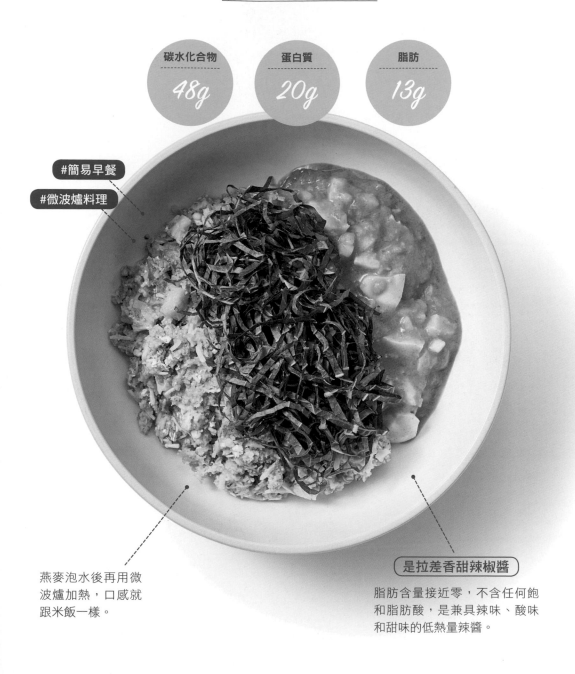

#簡易早餐

#微波爐料理

燕麥泡水後再用微
波爐加熱，口感就
跟米飯一樣。

是拉差香甜辣椒醬

脂肪含量接近零，不含任何飽
和脂肪酸，是兼具辣味、酸味
和甜味的低熱量辣醬。

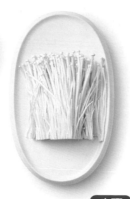
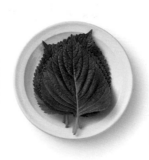
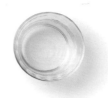
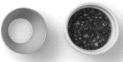

食材

水煮蛋 2 顆

紫蘇葉 10 片
（或其他嫩葉 20g）

金針菇 1 把
（或其他菇類 50g）

燕麥 40g

水 5 大匙（可依喜好調整）

鹽 少許

醬料

洋蔥末 2 大匙

是拉差香甜辣椒醬 2 大匙

糖 2/3 大匙

步驟

1 將水煮蛋放在碗中，用叉子搗碎後，與醬料食材攪拌均勻。

2 紫蘇葉洗淨後，切絲；金針菇去蒂頭後，切成約一公分的小段。

3 將燕麥、金針菇、水（5 大匙）和鹽放入耐熱容器裡，全部攪拌均勻。蓋上蓋子，放進微波爐加熱 2 分鐘，達到稀飯的濃稠度時，再取出輕輕攪拌均勻。

4 擺上步驟①的雞蛋拌醬和紫蘇葉，即完成。

TIP

增加碳水化合物

可以增加燕麥的分量，就能吃得飽一點。如果不喜歡過於濃稠的口感，請增加水量。

TIP

沒有燕麥的話？

也可以用糙米飯代替。使用糙米飯時，請省略步驟③的「加入 5 大匙水」，其他作法皆相同。

生蛋牛肉沙拉丼飯

⏱ 15～20 分鐘 ｜ 🐂 498kcal

碳水化合物
56g

蛋白質
30g

脂肪
17g

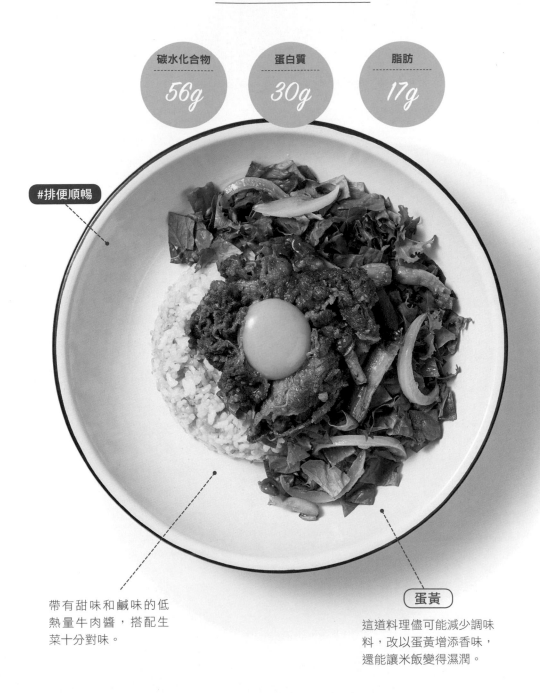

#排便順暢

帶有甜味和鹹味的低
熱量牛肉醬，搭配生
菜十分對味。

蛋黃

這道料理儘可能減少調味
料，改以蛋黃增添香味，
還能讓米飯變得濕潤。

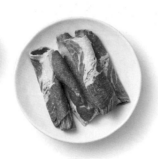
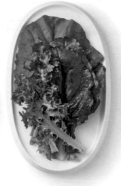
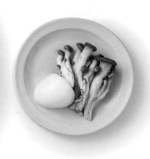

食材

洋蔥 1/4 顆（50g）

生菜（紫蘇葉、羽衣甘藍、萵苣等）50g

秀珍菇 1 把（或其他菇類50g）

牛肉片（火鍋用）100g

糙米飯 1/2 碗（100g）

蛋黃 1 顆

醬料

蒜末 1 大匙

料理酒 1 大匙

醬油 1 大匙

糖 1 小匙

芝麻油 1 小匙

胡椒粉 少許

步驟

1 洋蔥洗淨、去皮後，切絲；生菜洗淨後，切絲；秀珍菇去蒂頭，撕成一根一根；牛肉片切成一口大小。

2 將牛肉和醬料食材放入碗中攪拌均勻，加入洋蔥和秀珍菇輕輕攪拌，醃製 5 分鐘。

3 將醃製好的牛肉放入已預熱的平底鍋裡，拌炒 3 分鐘。

4 將糙米飯和牛肉裝入碗中，鋪上生菜，並將蛋黃放在最上方即完成。

＊不吃生蛋的話，將蛋煎成荷包蛋也很美味。

豬肉蘿蔔乾拌飯

⏱ 15～20 分鐘 │ 🐮 428kcal

碳水化合物	蛋白質	脂肪
51g	*29g*	*12g*

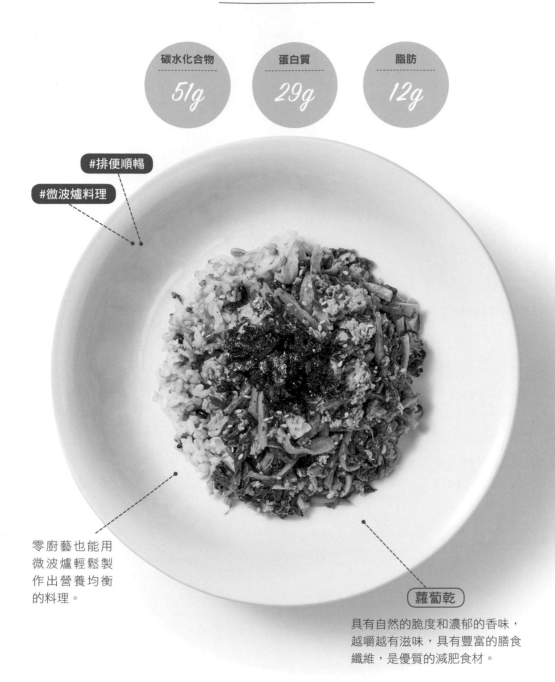

#排便順暢

#微波爐料理

零廚藝也能用
微波爐輕鬆製
作出營養均衡
的料理。

蘿蔔乾

具有自然的脆度和濃郁的香味，
越嚼越有滋味，具有豐富的膳食
纖維，是優質的減肥食材。

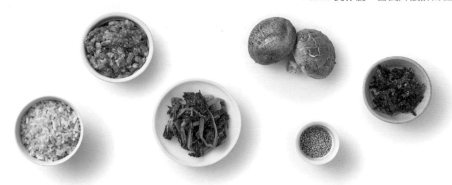

食材

新鮮香菇 2 朵
（或其他菇類 50g）

熟的蘿蔔乾 100g
（或其他燙過的冬菜）

豬肉末 100g（或雞胸肉）

糙米飯 1/2 碗（100g）

白芝麻 少許

調味海苔絲 少許

醬料

洋蔥末 2 大匙

蔥末 1 大匙

蒜末 1 大匙

料理酒 1 大匙

醬油 1 大匙（或醬油）

辣椒粉 1 小匙

芝麻油 1 小匙

胡椒粉 少許

步驟

1 香菇泡水 15 分鐘後，取出瀝乾，切碎末；蘿蔔乾切碎。

2 將醬料食材、豬肉、蘿蔔乾和香菇放在碗中攪拌均勻，醃製 5 分鐘。

3 在耐熱容器中放入糙米飯和步驟②的食材，蓋上蓋子，放進微波爐加熱 3 ～ 4 分鐘。

4 微波完成後裝盤，撒上白芝麻和調味海苔絲即完成。

> **TIP**
> **改用平底鍋料理，風味更佳！**
> 步驟②的食材醃製完成後，將步驟②放入已預熱的平底鍋，拌炒 4～5 分鐘後即可裝盤。

菠菜蝦仁蛋炒飯

⏱ 15～20 分鐘 ｜ 🐂 383kcal

碳水化合物	蛋白質	脂肪
44g	*28g*	*10g*

如果不做成照燒口味，
同樣的食材也可以做成
蝦仁炒飯，三兩下快炒
後即可享用。

#簡易早餐

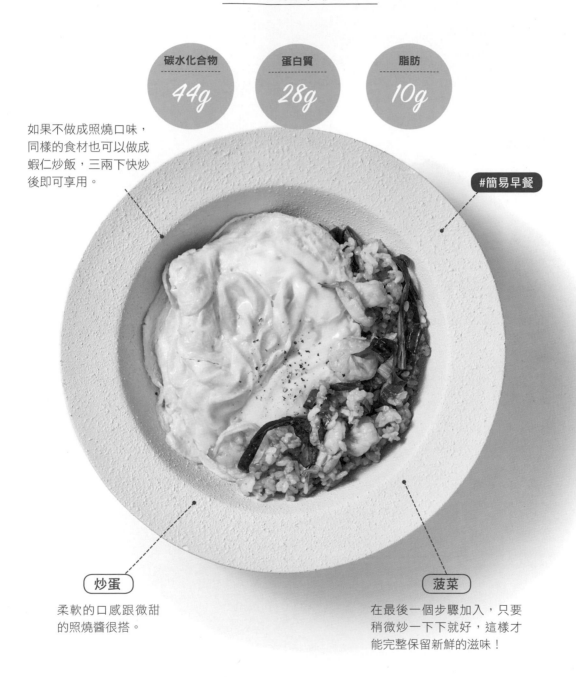

炒蛋

柔軟的口感跟微甜
的照燒醬很搭。

菠菜

在最後一個步驟加入，只要
稍微炒一下下就好，這樣才
能完整保留新鮮的滋味！

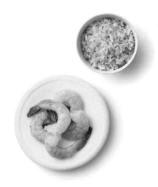
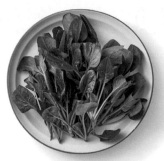
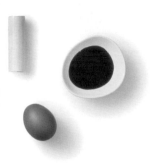

食材

冷凍蝦仁 5 尾（大蝦仁 75g）
菠菜 1 把（50g）
蔥段 10 公分
食用油 1 小匙＋少許
雞蛋 1 顆
糙米飯 1/2 碗（100g）

照燒醬

料理酒 1 大匙
醬油 1 大匙
蒜末 1 小匙
胡椒粉 少許

步驟

1 冷凍蝦仁解凍後，切成兩半；菠菜洗淨後，切
成小段，蔥段洗淨後，切末。

2 將照燒醬食材放在碗中攪拌均勻。

3 將食用油（少許）倒入已預熱的平底鍋上，打
入一顆雞蛋製成炒蛋，再盛到盤子裡備用。

4 將平底鍋用紙巾擦拭後重新加熱，倒入食用油
（一小匙），放入蔥末炒 1 分鐘，放入蝦仁後
再炒一分鐘。

5 加入糙米飯、照燒醬炒 1 分鐘。關火後，放入
菠菜輕輕攪拌。

6 裝入碗中，放上炒蛋即完成。

TIP
增加碳水化合物

可以增加糙米飯的分量，就能吃得飽一點。飯量增
加的話，照燒醬的料理酒和醬油各多加一小匙。

和風洋蔥牛排蓋飯

⏱ 20～25 分鐘 │ 🐄 486kcal

碳水化合物	蛋白質	脂肪
53g	*33g*	*15g*

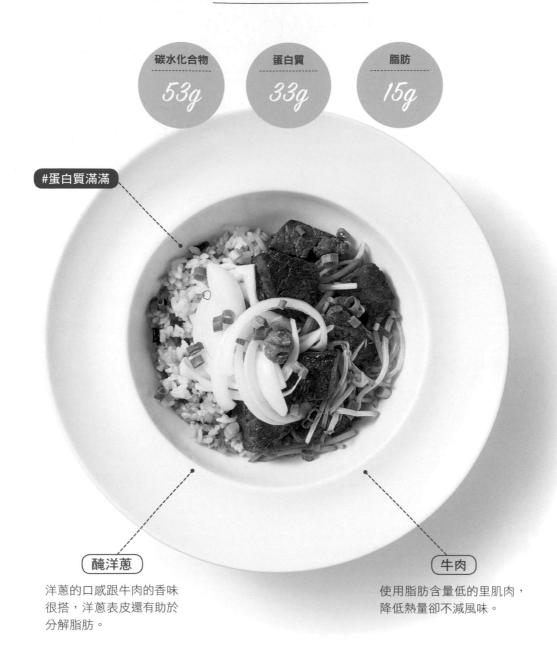

#蛋白質滿滿

醃洋蔥

洋蔥的口感跟牛肉的香味
很搭，洋蔥表皮還有助於
分解脂肪。

牛肉

使用脂肪含量低的里肌肉，
降低熱量卻不減風味。

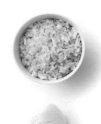
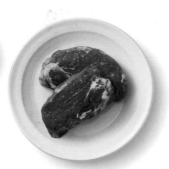
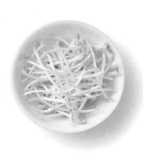
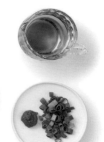

食材

洋蔥 1/4 顆（50g）

牛里肌 120g

鹽 少許

胡椒粉 少許

橄欖油 1 小匙

綠豆芽 1 把（或高麗菜 50g）

糙米飯 1/2 碗（100g）

蔥花 1 大匙（可省略）

淡味芥末醬 1/2 小匙
（可省略）

醃洋蔥用

| 醋 1 小匙
| 糖 1 小匙

醬料

| 料理酒 1 大匙
| 醬油 1 大匙
| 蠔油 1/2 大匙
| 水 2 大匙

步驟

1 洋蔥洗淨、去皮後，切絲，放入冷水中去除辣
味，瀝乾水分後與醃洋蔥的食材攪拌均勻。

2 將牛里肌肉切成適合入口的大小，撒上鹽和胡
椒粉。

3 所有醬料食材放在小碗裡攪拌均勻。

4 將橄欖油倒入已預熱的平底鍋後放入牛肉，兩
面用大火各煎 1 分鐘。加入綠豆芽後迅速翻炒
30 秒，加入醬料後再迅速翻炒 30 秒。

5 將所有食材放入碗中，放上蔥花和淡味芥末醬
即完成。

TIP

增添風味

加上一點蒜片或洋蔥片，就能增加酥脆的口感。

127

蘑菇豆奶蝦仁燴飯

⏱ 20～25 分鐘 | 🐑 476kcal

碳水化合物	蛋白質	脂肪
48g	*37g*	*17g*

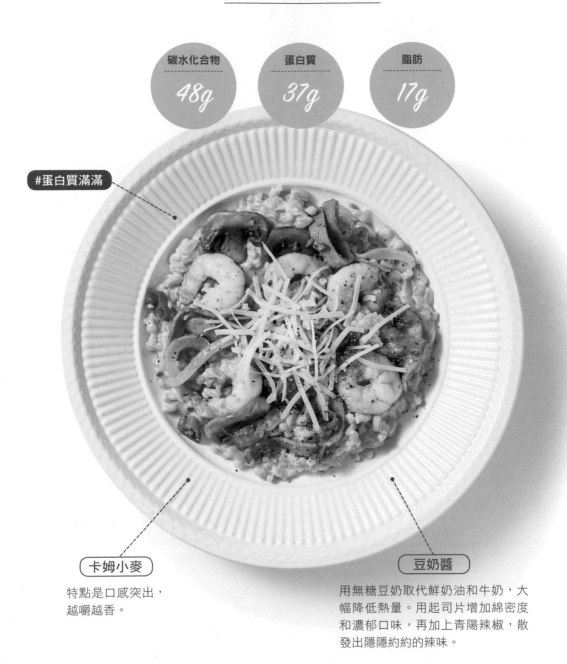

#蛋白質滿滿

卡姆小麥
特點是口感突出，
越嚼越香。

豆奶醬
用無糖豆奶取代鮮奶油和牛奶，大
幅降低熱量。用起司片增加綿密度
和濃郁口味，再加上青陽辣椒，散
發出隱隱約約的辣味。

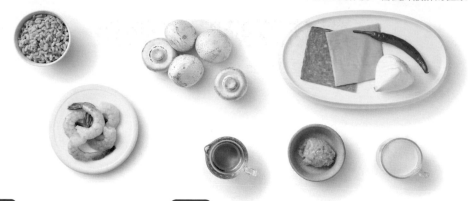

食材

冷凍蝦仁 5 尾（大蝦仁 75g）

火腿片 1 片（或培根 20g）

蘑菇 5 朵（或其他菇類 100g）

洋蔥 1/4 顆（50g）

青陽辣椒 1 條（或碎紅辣椒）

橄欖油 1 小匙

蒜末 1 大匙

已煮熟的卡姆小麥 60g
（或糙米飯）

無糖豆奶 150ml

鹽 1/4 小匙

起司片 1 片

帕達諾乾酪粉 1 小匙

研磨胡椒 少許

步驟

1 將冷凍蝦仁解凍，火腿片切成細條狀；蘑菇去蒂頭、切片；洋蔥洗淨、去皮後，切絲；青陽辣椒洗淨後，切末。

2 將橄欖油倒入已預熱的平底鍋後，放入蒜末和洋蔥炒 1 分鐘，再放入蝦仁炒 1 分鐘。

3 加入蘑菇、火腿片和青陽辣椒，再炒 1 分鐘。

4 放入已煮熟的卡姆小麥、無糖豆奶和鹽，煮滾後轉成小火，放入起司片攪拌 2 分鐘。

5 盛入碗中之後，撒上帕達諾乾酪粉和胡椒，即完成。

> **TIP**
> ### 增加碳水化合物
> 可以增加卡姆小麥的分量，就能吃得飽一點。如果覺得味道太淡，可以多加一些鹽調味。

> **TIP**
> ### 主食改為義大利麵
> 可以用 50g 的全麥義大利麵取代卡姆小麥。

香煎雞肉親子丼

⏱ 15～20 分鐘 | 🍖 480kcal

碳水化合物	蛋白質	脂肪
55g	36g	12g

用醬油燉雞肉和雞蛋來
完成這道鹹味蓋飯！

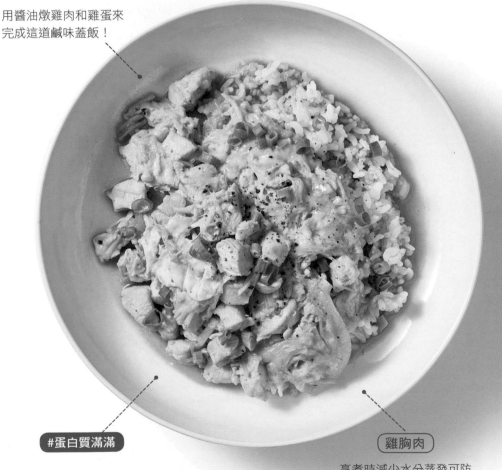

#蛋白質滿滿

雞胸肉

烹煮時減少水分蒸發可防
止肉質變得乾柴，成品會
鮮嫩多汁。

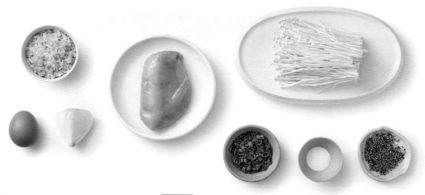

食材

洋蔥 1/4 顆（50g）

金針菇 1 把（或其他菇類 50g）

雞胸肉 1 塊（100g）

雞蛋 1 顆

食用油 1 小匙

鹽 少許

胡椒粉 少許

糙米飯 1/2 碗（100g）

蔥花 1 大匙（5g）

醬料

料理酒 1 大匙

醬油 1 大匙

糖 1/2 大匙

胡椒粉 少許

水 50ml

步驟

1 將洋蔥洗淨、去皮後，切絲；金針菇去蒂頭後，切成約一公分的小段；雞胸肉洗淨後，切成適合食用的大小。

2 將雞蛋打入碗裡，取另一個碗混合醬料食材。

3 將食用油倒入已預熱的平底鍋後，放入洋蔥炒 30 秒，加入雞胸肉、金針菇、鹽和胡椒粉後，再炒 1 分鐘。

4 放入醬料，沸騰後煮 2 分鐘。用畫圈的方式倒入蛋液，以小火續煮 1 分鐘。

5 將糙米飯和步驟④放入碗中，最後撒上蔥花即完成。

TIP

打造口感濕潤的蓋飯

請使用直徑小的平底鍋。因為一人份料理的食材較少，如果使用太大的平底鍋，水分會大量蒸發，湯汁的量也會減少。

減醣蔬菜豆腐麵

⏱ 10～15 分鐘（＋製作高湯 15 分鐘） | 🥄 317kcal

碳水化合物	蛋白質	脂肪
15g	*28g*	*17g*

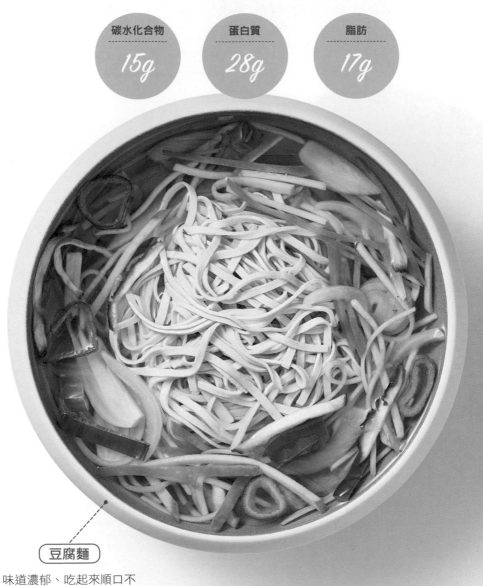

豆腐麵

味道濃郁、吃起來順口不
軟爛的豆腐麵，比一般麵
條的熱量低。不需另外汆
燙，使用起來十分方便。

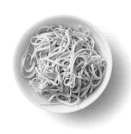 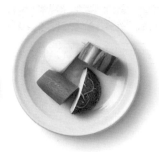 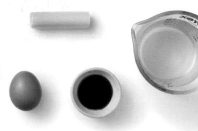

食材

綜合蔬菜 100g
（南瓜、紅蘿蔔、香菇等）

大蔥 10 公分

雞蛋 1 顆

食用油 1 小匙

鰻魚高湯 500ml

豆腐麵 1 包（100g）

醬油 1 大匙

鹽 少許

胡椒粉 少許

步驟

1 將南瓜、紅蘿蔔洗淨後，切絲；香菇泡水 15
分鐘後，取出瀝乾，切絲；大蔥洗淨後，切末；
雞蛋打在碗裡備用。

2 將食用油倒在已預熱的平底鍋上，倒入蛋液鋪
平。小火煎到蛋熟後，用鏟子將蛋皮捲起呈長
條狀，起鍋待蛋皮冷卻後，切成細絲。

3 在鍋裡煮鰻魚高湯。湯煮沸後，加入南瓜、香
菇和紅蘿蔔續煮 1 分鐘。
＊鰻魚湯也可以使用市售的高湯包。

4 將除了蛋絲以外的食材放入湯鍋裡煮 1 分鐘。

5 盛入碗裡，最後放入雞蛋絲即完成。

TIP

如果買不到豆腐麵？

也可以使用 50g 的素麵、蕎麥麵或米粉替代。請按
照麵條包裝上寫的時間煮好後備用。

TIP

製作鰻魚高湯

將十條鰻魚、兩片 5x5 公分的昆布、600ml 的水放
入鍋中，大火煮沸後轉至中小火煮 5 分鐘。昆布撈
出，再煮 5 分鐘，湯汁過篩後備用。

海螺豆芽菜拌麵

⏱ 20～25 分鐘 ｜ 🐄 413kcal

碳水化合物	蛋白質	脂肪
37g	*27g*	*20g*

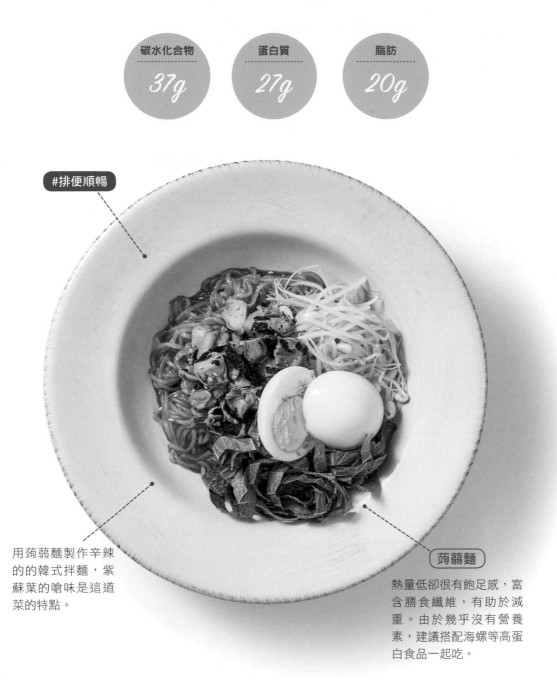

#排便順暢

用蒟蒻麵製作辛辣的的韓式拌麵，紫蘇葉的嗆味是這道菜的特點。

蒟蒻麵

熱量低卻很有飽足感，富含膳食纖維，有助於減重。由於幾乎沒有營養素，建議搭配海螺等高蛋白食品一起吃。

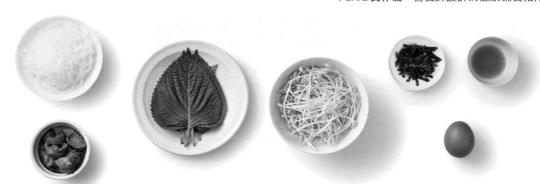

食材

黃豆芽 2 把（100g）
鹽 少許
蒟蒻麵 1 包（200g）
醋 少許
紫蘇葉 10 片（20g）
海螺罐頭 100g（或雞胸肉）
調味海苔絲 1 大匙
芝麻油 1 小匙
水煮蛋 1 顆

醬料

料理酒 1 大匙
醋 1/2 大匙
糖 1 大匙
辣椒醬 1 大匙
芝麻油 1/2 大匙
蒜末 1 小匙
醬油 1 小匙
白芝麻 少許

步驟

1 將醬料食材放在大碗裡攪拌均勻，放入冰箱冷藏發酵至食用前再取出。

2 在鍋裡裝水，待水滾後放入黃豆芽和鹽，蓋上鍋蓋煮 4 分鐘後過篩備用。

3 再將水裝入鍋中，放入蒟蒻麵和少許醋，氽燙 1 分鐘後撈出。

4 紫蘇葉洗淨後，和海螺切成適合食用的大小。在碗裡放入海螺、調味海苔絲和芝麻油後輕輕攪拌。

5 將蒟蒻麵放在步驟①的醬料中攪拌均勻，然後將所有食材放入碗中，即完成。

TIP

如果沒有蒟蒻麵？

也可以使用 50g 的素麵、蕎麥麵、米粉替代。請按照麵條包裝上寫的時間煮好後備用。

泰式涼拌冬粉沙拉

⏱ 15～20 分鐘（＋浸泡冬粉 30 分鐘） | 🍖 364kcal

碳水化合物	蛋白質	脂肪
42g	*36g*	*7g*

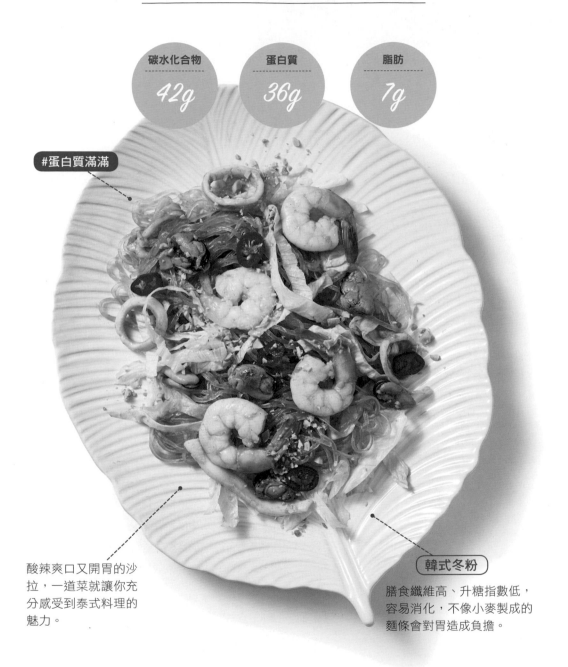

#蛋白質滿滿

酸辣爽口又開胃的沙拉，一道菜就讓你充分感受到泰式料理的魅力。

韓式冬粉

膳食纖維高、升糖指數低，容易消化，不像小麥製成的麵條會對胃造成負擔。

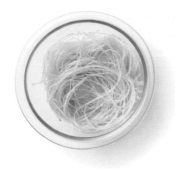
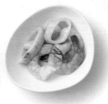
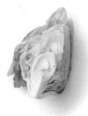

食材

韓式冬粉 1 把（50g）

萵苣 50g

紅辣椒 1 條（或青陽辣椒）

海鮮 150g
（蝦仁、魷魚、章魚等）

花生末 1 大匙
（或其他堅果類）

醬料

萊姆汁 1 大匙（或檸檬汁）

是拉差香甜辣椒醬 2 大匙

糖 2 大匙

魚露 1/2 大匙
（或玉筋魚魚露 1 小匙）

步驟

1　將韓式冬粉泡在冷水中 30 分鐘，水要蓋過冬粉。將醬料食材放在大碗裡攪拌均勻。

2　萵苣洗淨後，切絲；紅辣椒洗淨後，切末；所有海鮮皆切成適合入口的大小。

3　在鍋中倒入兩杯水，煮至沸騰後放入海鮮，汆燙 1 分鐘再撈出。

4　鍋子洗過後再次煮水，待水滾後放入冬粉，用大火燙 30 秒，再用冷水沖洗。

5　將所有食材放入步驟①的醬料碗中，攪拌均勻後即可享用。

TIP

增加碳水化合物

可以增加韓式冬粉的分量，就能吃得飽一點。如果覺得味道太淡，可以增加是拉差香甜辣椒醬。

TIP

如果手邊沒有韓式冬粉？

可以用米粉或蒟蒻麵替代。

日式拿坡里義大利麵

⏱ 20～25 分鐘　|　🐄 498kcal

碳水化合物
55g

蛋白質
30g

脂肪
19g

在二次大戰時期，移民到美國的拿坡里人難以取得番茄，因此改用番茄醬製成義大利麵。

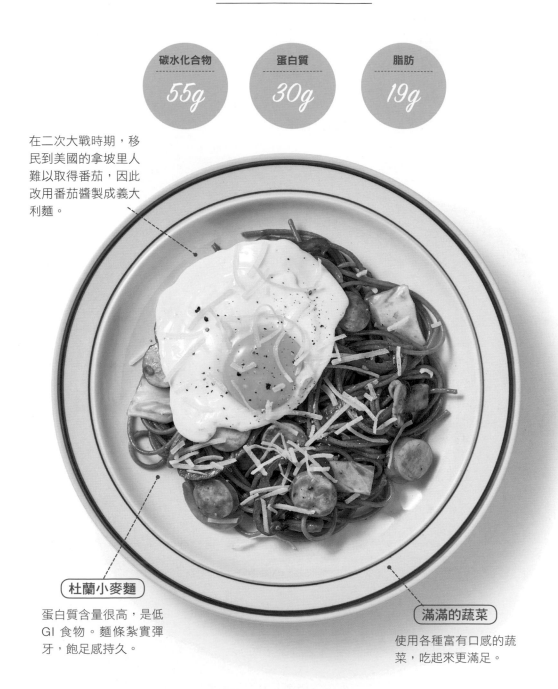

杜蘭小麥麵

蛋白質含量很高，是低GI 食物。麵條紮實彈牙，飽足感持久。

滿滿的蔬菜

使用各種富有口感的蔬菜，吃起來更滿足。

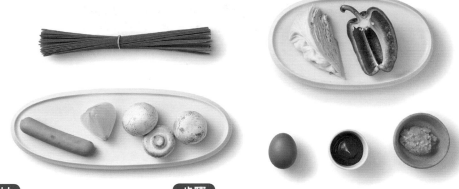

食材

水 1000ml

鹽 少許

洋蔥 1/4 顆（50g）

青椒 1/2 顆（50g）

高麗菜 50g

雞胸肉香腸 1 條（50g）

蘑菇 3 朵（50g）

橄欖油 1/2 大匙＋少許

雞蛋 1 顆

蒜末 1 大匙

研磨胡椒 少許

全麥義大利麵 50g

減鈉減卡番茄醬 3 大匙

蠔油 1 小匙

帕瑪森起司粉 1 小匙
（可省略）

＊洋蔥、青椒、蘑菇、高麗菜可等
　量取代為其他蔬菜。

步驟

1 在鍋中放入水（1000ml）和一小匙鹽，水沸騰後放入義大利麵，比包裝上寫的煮沸時間提早 1 分鐘撈出。
　＊取 50ml 煮義大利麵的水備用。

2 將洋蔥洗淨、去皮；青椒和高麗菜洗淨；蘑菇去蒂頭。

3 洋蔥、青椒、高麗菜、雞胸肉香腸和蘑菇皆切成適合食用的大小。

3 將橄欖油（少許）倒入已預熱的平底鍋後，煎出半熟蛋。

4 擦拭平底鍋，重新加熱，倒入橄欖油（1/2 大匙），放入蒜末和洋蔥，用中火炒 1 分鐘。

5 加入青椒、高麗菜、雞胸肉香腸和蘑菇，多炒 2 分鐘後加入鹽和胡椒。

6 加入義大利麵、煮義大利麵的水（50ml）、減鈉減卡番茄醬和蠔油後翻炒 1 分鐘。全部盛入碗中後，放上半熟蛋和帕瑪森起司粉，即完成。

TIP

增加碳水化合物

可以增加義大利麵的分量，就能吃得飽一點。如果覺得味道太淡，可以多加一些鹽調味。也可以搭配一片全麥吐司吃。

清炒番茄義大利麵

⏱ 20～25 分鐘 ｜ 🏋 428kcal

碳水化合物	蛋白質	脂肪
54g	32g	11g

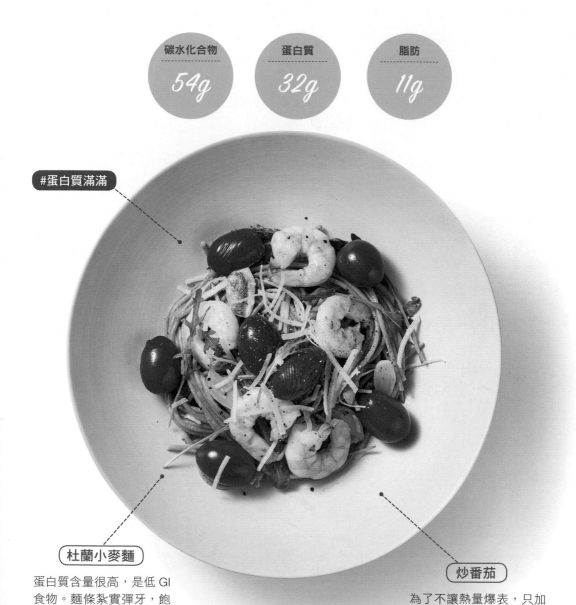

#蛋白質滿滿

杜蘭小麥麵

蛋白質含量很高，是低 GI 食物。麵條紮實彈牙，飽足感持久。

炒番茄

為了不讓熱量爆表，只加入一點點油提味。雖然油量不多，但番茄炒過後，會讓麵條變得更加濕潤。

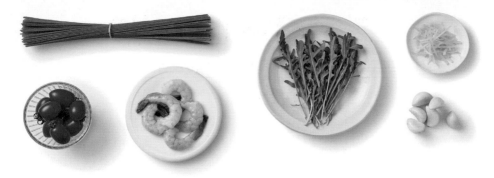

食材

水 1000ml

鹽 1/2 小匙

全麥義大利麵 00g

冷凍蝦仁 5 尾（大蝦仁 75g）

大蒜 6 瓣（30g）

小番茄 10 顆（150g）

芝麻葉 20g（或菠菜、羽衣甘藍）

橄欖油 1/2 大匙

研磨胡椒 少許

帕達諾乾酪粉 1 大匙

基底醬

清酒 1 小匙

鹽 少許

研磨胡椒 少許

步驟

1 在鍋中放入水（1000ml）和一小匙鹽，水沸騰後放入義大利麵，比包裝上寫的煮沸時間提早 1 分鐘撈出。

＊取 50ml 煮義大利麵的水備用。

2 將解凍後的冷凍蝦仁拌入基底醬中。大蒜洗淨後，切片；小番茄和芝麻葉洗淨後，切成適合食用的大小。

3 將橄欖油倒入已預熱的平底鍋後，放入大蒜，用小火炒兩分鐘。

4 放入蝦仁，用中火炒 2 分鐘；放入番茄，再續炒 1 分鐘。

5 加入義大利麵、步驟①煮義大利麵的水（50ml）和鹽後，翻炒 1 分鐘再裝入碗中。最後放上芝麻葉、研磨胡椒和帕達諾乾酪粉，即完成。

TIP

提升風味的小祕密

在享用義大利麵之前，稍微擠一點萊姆汁或檸檬汁，跟蝦仁和芝麻葉都很搭。

北非燉蛋義大利麵

⏱ 20～25 分鐘 ｜ 🐑 411kcal

碳水化合物	蛋白質	脂肪
47g	*21g*	*17g*

把番茄醬汁煮滾後放進
短義大利麵，這是一道
可以直接用湯匙舀來吃
的「義大利湯麵」。

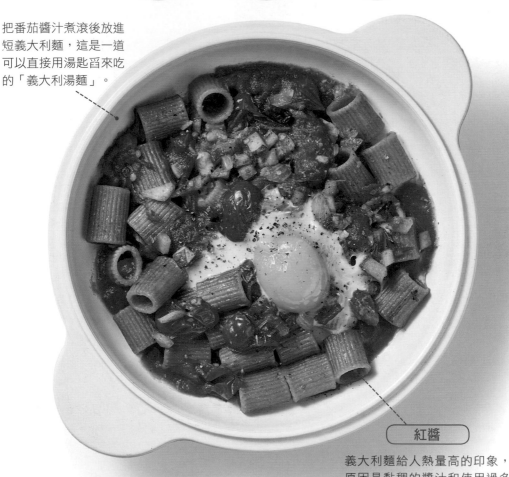

紅醬

義大利麵給人熱量高的印象，
原因是黏稠的醬汁和使用過多
的油。這道料理使用低熱量的
番茄醬汁，用碎紅辣椒增加辣
味，對身體無負擔。

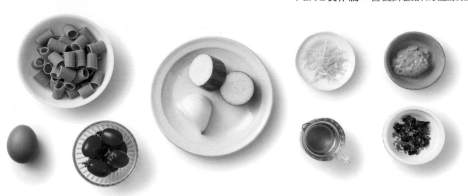

食材

水 1000ml

全麥義大利麵 40g

鹽 1/2 小匙

番茄 300g
（大顆的小番茄 8 顆）

櫛瓜 1/4 顆（50g）

洋蔥 1/4 顆（50g）

橄欖油 1/2 大匙

蒜末 1 大匙

碎紅辣椒 1/2 小匙（可省略）

雞蛋 1 顆

研磨胡椒 少許

巴西里粉 少許（可省略）

披薩用乳酪絲 20g

＊洋蔥、南瓜可用其他蔬菜替代。

步驟

1 在鍋中放入水（1000ml）和一小匙鹽，水沸騰後放入義大利麵，並按照包裝上寫的時間煮好撈出。

2 全部的蔬菜皆洗淨。番茄切塊、櫛瓜切丁；洋蔥洗淨、去皮後，切丁。

3 將橄欖油倒入已預熱的平底鍋後，放入蒜末、洋蔥、櫛瓜和碎紅辣椒，用小火炒 1 分鐘。

4 加入番茄和鹽後，用鍋鏟將番茄搗碎，用中火炒 2 分鐘。

5 醬汁煮沸後放入雞蛋和義大利麵，蓋上鍋蓋，用小火煮 1 分鐘，撒上研磨胡椒、巴西里粉，關火後加入披薩用乳酪絲即完成。

TIP

用其他碳水化合物代替義大利麵

搭配全麥吐司或香烤吐司片，沾著吃也很好吃。

TIP

遇到醬汁太乾的情況

如果使用水分少的番茄，醬汁可能會太乾，此時請在炒番茄的步驟④中加入 50ml 的水。

雞肉沙拉墨西哥捲餅

⏱ 20～25 分鐘 ｜ 🐄 371kcal

碳水化合物	蛋白質	脂肪
39g	*19g*	*17g*

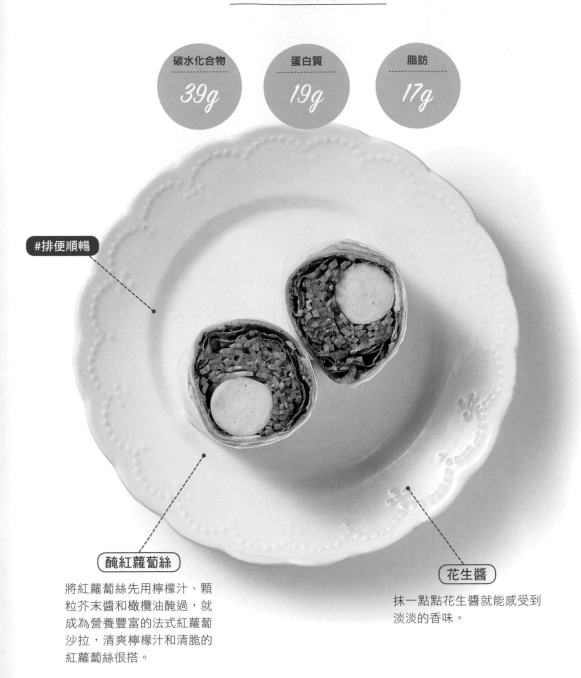

#排便順暢

醃紅蘿蔔絲

將紅蘿蔔絲先用檸檬汁、顆粒芥末醬和橄欖油醃過，就成為營養豐富的法式紅蘿蔔沙拉，清爽檸檬汁和清脆的紅蘿蔔絲很搭。

花生醬

抹一點點花生醬就能感受到淡淡的香味。

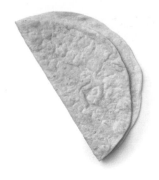
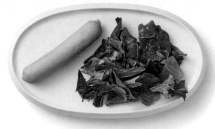
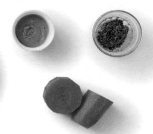

食材

全麥墨西哥捲餅 1 片
花生醬 1 大匙
生菜沙拉 30g
雞胸肉香腸 1 條（50g）

醃紅蘿蔔絲

　紅蘿蔔 1/2 根（100g）
　檸檬汁 1/2 大匙
　顆粒芥末醬 1 小匙
　糖 1 小匙
　橄欖油 1 小匙
　鹽 少許
　研磨胡椒 少許

步驟

1　紅蘿蔔洗淨、去皮後，切成細絲，將醃紅蘿蔔絲食材全部放入碗中攪拌，醃製 10 分鐘以上。

2　在已預熱的平底鍋裡，稍微煎一下墨西哥捲餅的兩面。

3　在捲餅上塗一層薄薄的花生醬，依序放入生菜沙拉、醃製好的紅蘿蔔絲和雞胸肉香腸。

4　像捲壽司一樣，用保鮮膜或鋁箔紙將捲餅捲起固定，即可享用。

> **TIP**
>
> **如何保存醃紅蘿蔔絲**
>
> 醃紅蘿蔔絲一次可以多做一點，再放進冰箱冷藏保存（最多可存放 15 日），可以夾在三明治裡當作餡料，也能當作日常的小菜。

韓式高麗菜絲三明治

⏱ 20〜25 分鐘 ┃ 🐄 508kcal

碳水化合物
41g

蛋白質
20g

脂肪
31g

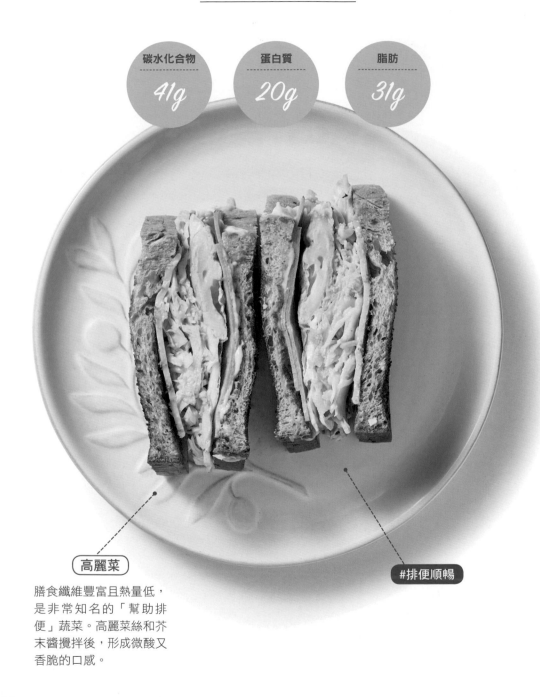

高麗菜

膳食纖維豐富且熱量低，
是非常知名的「幫助排
便」蔬菜。高麗菜絲和芥
末醬攪拌後，形成微酸又
香脆的口感。

#排便順暢

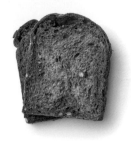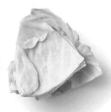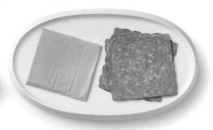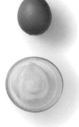

食材

高麗菜 3 片（90g）
全麥吐司 2 片（40g）
食用油 1 小匙
雞蛋 1 顆
火腿片 2 片
起司片 1 片

醬料

低卡美乃滋 1 大匙
芥末醬 1 小匙
糖 1 小匙
鹽 少許
胡椒粉 少許

抹醬

低卡美乃滋 1 大匙
糖 1 小匙
香草粉（百里香或巴西里
等）少許（可省略）

步驟

1 將醬料食材放在大碗裡攪拌，將抹醬食材放在
小碗裡攪拌。

2 高麗菜洗淨後切絲，放入步驟①的醬料大碗中
拌勻。

3 在已預熱的平底鍋上煎一下吐司的兩面。擦拭
平底鍋後，再倒入食用油煎荷包蛋。

4 將抹醬塗在全麥吐司上，在兩片吐司中間依序
夾入火腿片、荷包蛋、高麗菜與起司片，對半
切開後即完成。

雞胸肉炒菇三明治

⏱ 20〜25 分鐘 | 🥄 416kcal

碳水化合物	蛋白質	脂肪
43g	*37g*	*12g*

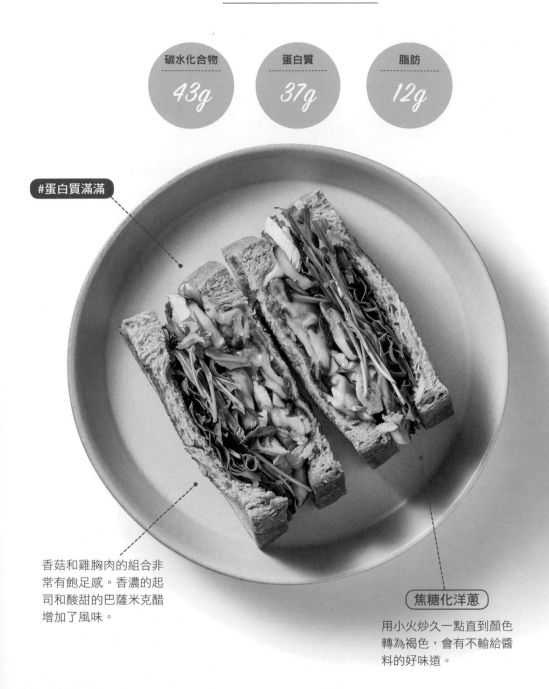

#蛋白質滿滿

香菇和雞胸肉的組合非
常有飽足感。香濃的起
司和酸甜的巴薩米克醋
增加了風味。

焦糖化洋蔥

用小火炒久一點直到顏色
轉為褐色，會有不輸給醬
料的好味道。

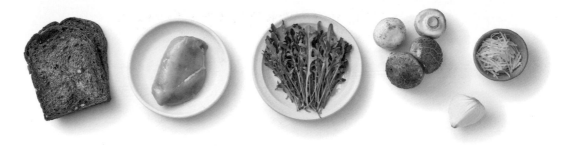

食材

新鮮香菇 4 朵（或蘑菇 5 朵）

洋蔥 1/4 顆（50g）

芝麻葉 20g

雞胸肉 1 片（100g）

全麥吐司 2 片（40g）

橄欖油 1 小匙

鹽 少許

披薩用乳酪絲 20g

醬料

巴薩米克醋 1 大匙

糖 1 小匙

鹽 1/3 小匙

胡椒粉 少許

步驟

1 將香菇泡水 15 分鐘後，取出瀝乾，切薄片；洋蔥洗淨、去皮後，切絲；芝麻葉洗淨後，分成兩等分；雞胸肉切成小塊。

2 在已預熱的平底鍋上煎一下吐司的兩面。

3 擦拭平底鍋後重新加熱，倒入橄欖油，放入洋蔥炒 3 分鐘，直到呈現金黃色。

4 放入香菇翻炒 1 分鐘，加入雞胸肉和鹽，續炒 2 分鐘。

5 放入醬料食材，炒 1 分鐘；關火後，加入披薩用乳酪絲，輕輕攪拌。

6 在兩片吐司中間夾入步驟⑤的食材與芝麻葉，對半切開後即完成。

TIP

使用其他麵包

也很推薦使用巧巴達和黑麥麵包，這些都是穀物含量較高的麵包。

TIP

如果沒有芝麻葉？

可以用羽衣甘藍或萵苣切絲後替代。

凱薩雞肉沙拉三明治

⏱ 20～25 分鐘 ｜ 🐂 394kcal

碳水化合物	蛋白質	脂肪
38g	*34g*	*12g*

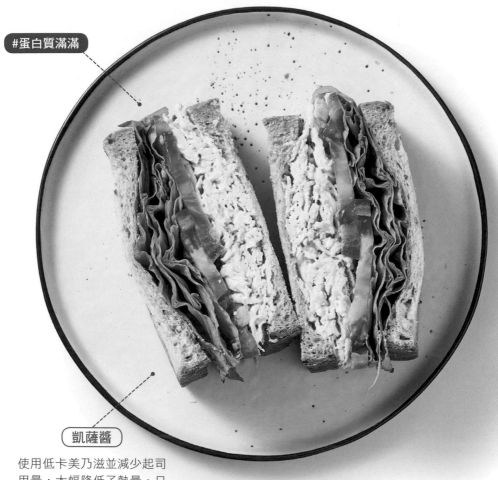

#蛋白質滿滿

凱薩醬

使用低卡美乃滋並減少起司
用量，大幅降低了熱量。只
要加入一點檸檬，就會增添
清爽的口感。

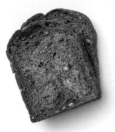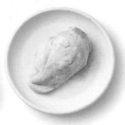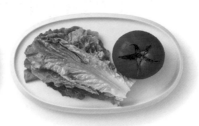

食材

熟的雞胸肉 1 片（100g）

小顆番茄 1 顆（50g）

蘿美生菜 5 片（或生菜沙拉
30g）

全麥吐司 2 片（40g）

凱薩醬

低卡美乃滋 1 大匙

帕瑪森起司粉 1 大匙

檸檬皮 1 小匙（可省略）

顆粒芥末醬 1 小匙

蒜末 1 小匙

檸檬汁 1 小匙

糖 1 小匙

鹽 少許

胡椒粉 少許

步驟

1 熟的雞胸肉撕成細條；番茄洗淨後，切成一公
分大小；蘿美生菜洗淨後，分成兩等分。

2 將凱撒醬食材放在碗裡混合均勻後，再放入雞
胸肉攪拌。

3 在已預熱的平底鍋上，煎一下吐司的兩面。

4 在兩片吐司中間依序夾入雞胸肉、番茄和蘿美
生菜，對半切開後即完成。

墨西哥風酪梨肉醬三角餅

⏱ 20～25 分鐘 ｜ 🐄 527kcal

碳水化合物	蛋白質	脂肪
44g	26g	30g

利用家中現有的調味料，就能輕鬆做出捲餅的醬料！

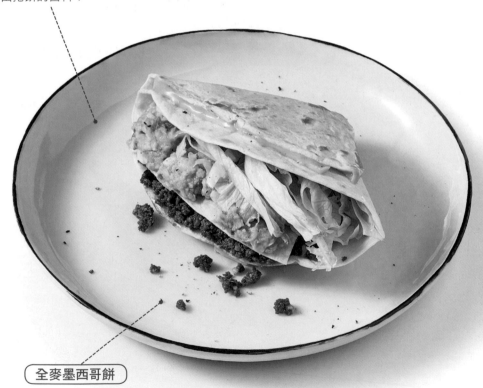

全麥墨西哥餅

將各種食材放在一張墨西哥餅皮上捲來吃，非常方便。只要選對食材，就能一口吃進滿滿的美味。

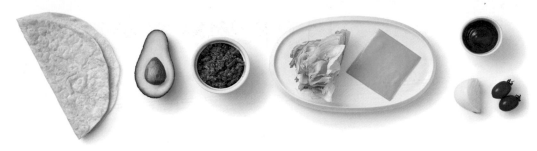

食材

牛肉末 70g（或雞胸肉）
全麥墨西哥餅 1 片
高麗菜 2 片
起司片 1 片

醬料

| 減鈉減卡番茄醬 1 大匙
| 蒜末 1 小匙
| 辣椒粉 1 小匙
| 咖哩粉 1/2 小匙（可省略）
| 糖 1 小匙
| 鹽 少許
| 研磨胡椒 少許

酪梨醬

| 酪梨 1/2 顆（100g）
| 洋蔥末 1 大匙
| 小番茄（搗成末）2 顆
| 檸檬汁 1/2 大匙
| 鹽 少許
| 研磨胡椒 少許

步驟

1 將牛肉末和醬料食材放在碗裡攪拌均勻。

2 將酪梨放入另一個碗中，用叉子搗碎，與酪梨醬食材混合。

3 將步驟①的牛肉放入已預熱的平底鍋中炒 3 分鐘，炒到酥脆。

4 捲餅用剪刀剪到中間二分之一處，在不同區域放上酪梨醬、高麗菜、炒牛肉和起司片。

5 將捲餅折成扇形後，放在已預熱的平底鍋上，將正反面都煎至金黃色，即可享用。

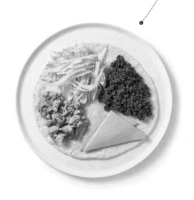

酪梨雞蛋開放式三明治

 15～20 分鐘 | 375kcal

碳水化合物	蛋白質	脂肪
25g	11g	27g

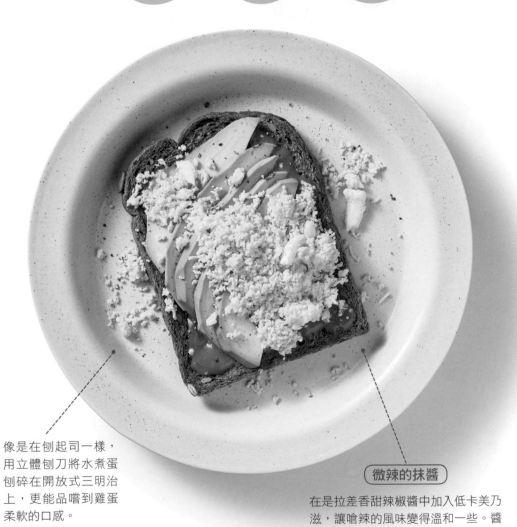

像是在刨起司一樣，用立體刨刀將水煮蛋刨碎在開放式三明治上，更能品嚐到雞蛋柔軟的口感。

微辣的抹醬

在是拉差香甜辣椒醬中加入低卡美乃滋，讓嗆辣的風味變得溫和一些。醬料的辣味和酪梨的滑潤感是絕配。

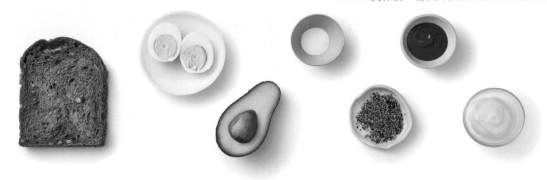

食材

全麥吐司 1 片
酪梨 1/2 顆（100g）
鹽 少許
研磨胡椒 少許
水煮蛋 1 顆

抹醬

是拉差香甜辣椒醬 1/2 大匙
低卡美乃滋 1/2 大匙
糖 1 小匙

步驟

1 在已預熱的平底鍋上，煎全麥吐司的兩面。

2 酪梨去皮、去籽後，切成薄片，保留原本的形狀。將抹醬食材放入碗中攪拌。

3 將抹醬塗在全麥吐司上，放上酪梨片後，撒上鹽與研磨胡椒。

4 用立體刨刀將水煮蛋刨在吐司上，即完成。

＊若沒有立體刨刀，也可以用叉子壓碎。

高蛋白蘋果肉桂吐司

⏱ 15～20 分鐘 ｜ 🍽 238kcal

碳水化合物	蛋白質	脂肪
26g	*20g*	*6g*

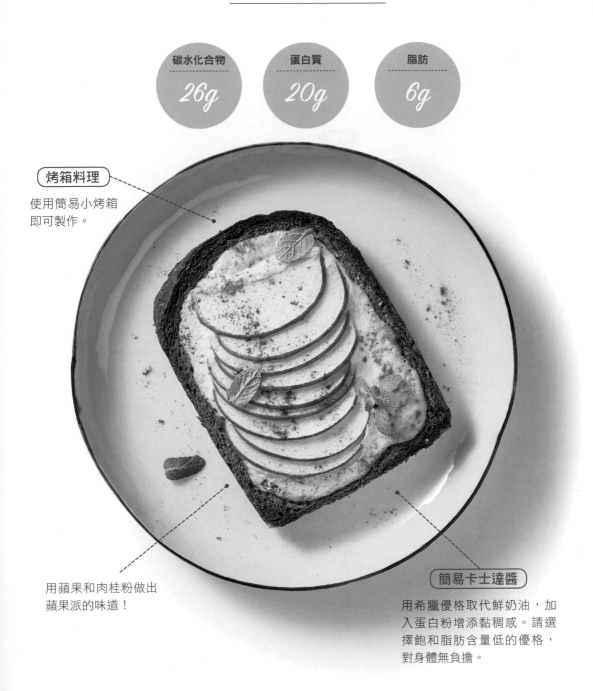

（烤箱料理）
使用簡易小烤箱即可製作。

用蘋果和肉桂粉做出蘋果派的味道！

（簡易卡士達醬）
用希臘優格取代鮮奶油，加入蛋白粉增添黏稠感。請選擇飽和脂肪含量低的優格，對身體無負擔。

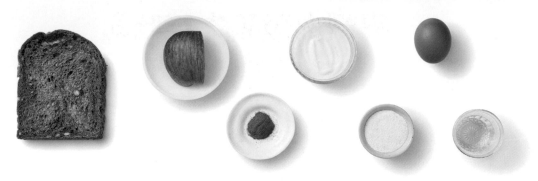

食材

蘋果 50g

全麥吐司 1 片

肉桂粉 少許（可省略）

卡士達醬

希臘優格 30g

蛋白粉 10g

雞蛋 1 顆

蜂蜜 1 小匙

香草精 1g（可省略）

鹽 少許

步驟

1　將烤箱以 160 度預熱 5 分鐘。蘋果洗淨後，切成細薄片。

2　將卡士達醬的食材放在碗裡，攪拌均勻。

3　用湯匙把全麥吐司的表面壓扁。

4　在全麥吐司上抹上卡士達醬，放上蘋果片，撒上肉桂粉。

5　放入已預熱好的烤箱中烤 8 ～ 10 分鐘，使其表面烤至金黃，即完成。

＊如果奶油沒有膨脹是正常的。可以用噴槍稍微噴一下，就會像左頁的成品圖一樣漂亮。

TIP

選擇糖分低的水果

可以替換成糖分低的香蕉和藍莓。由於這道料理含有果糖，建議當成早餐享用。

TIP

用氣炸鍋替代烤箱

如果使用氣炸鍋，請設定 10～12 分鐘。由於不同型號的氣炸鍋火力有其差異，請隨時確認醬料烤焦的程度，調整至最適合的時間。

低卡堅果燕麥餅乾

⏱ 25～30 分鐘 | 🐂 184kcal | 4～5 塊

碳水化合物	蛋白質	脂肪
20g	4g	10g

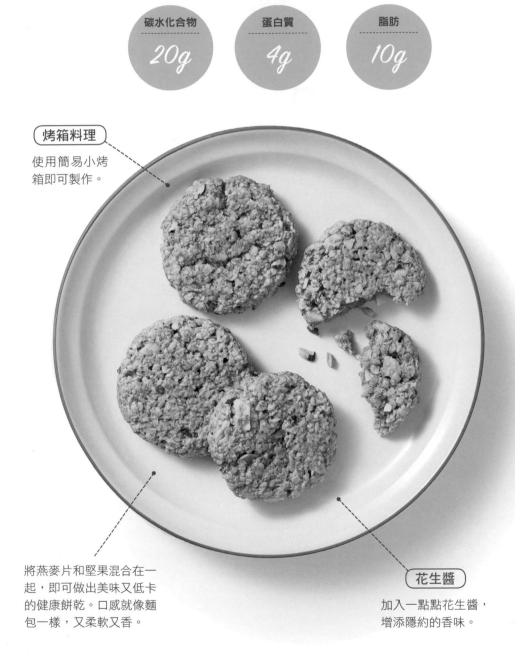

烤箱料理
使用簡易小烤箱即可製作。

花生醬
加入一點點花生醬，增添隱約的香味。

將燕麥片和堅果混合在一起，即可做出美味又低卡的健康餅乾。口感就像麵包一樣，又柔軟又香。

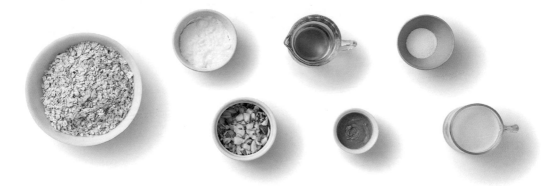

食材

燕麥 80g

甜菊糖 20g

碎堅果 2 大匙（20g）

鹽 少許

葡萄籽油 1 大匙（15g）

花生醬 15g

杏仁奶 50ml

（或豆奶、牛奶）

步驟

1 將烤箱以 160 度預熱 5 分鐘。

2 將燕麥、甜菊糖、碎堅果和鹽放入碗裡混合。

3 加入葡萄籽油、花生醬後攪拌均勻，再加入杏
仁奶，攪拌成麵團。

4 將步驟③的麵糰分成 4 ～ 5 等分（每等分約
20g），壓成扁平的形狀。
＊壓得越薄，口感會越酥脆。

5 將麵糰放在已預熱好的烤箱裡，烤 10 分鐘；
翻面之後，再烤 7 ～ 8 分鐘，使表面呈金黃色，
即完成。
＊請根據烤箱的功率調整時間。

免烤箱香蕉布朗尼

⏱ 15～20 分鐘 | 🍽 296kcal | 2 人份

碳水化合物
28g

蛋白質
10g

脂肪
18g

#微波爐料理

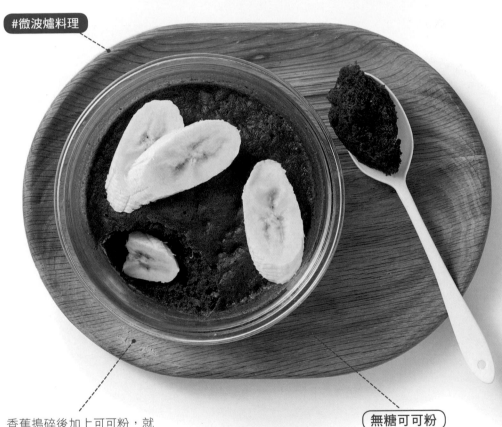

香蕉搗碎後加上可可粉，就能用微波爐製作簡單的布朗尼。用低醣杏仁粉取代麵粉，有幫助瘦身的功效。由於含有水果，建議當成早餐享用。

無糖可可粉

帶有可可原有的苦味，越嚼越香，熱量低，適合用來取代巧克力。

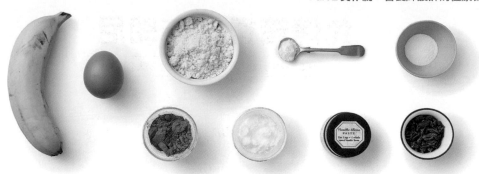

食材

香蕉 1 條（100g）

雞蛋 1 顆

杏仁粉 50g

無糖可可粉 10g

甜菊糖 10g

發酵粉 1g

鹽 少許

香草精 1g（可省略）

可可粒 10g（或碎堅果）

步驟

1 將香蕉放入耐熱容器中，用叉子搗碎。

＊部分香蕉可以保留形狀，切片後作為裝飾用。

2 加入雞蛋攪拌均勻。

3 加入杏仁粉、可可粉、甜菊糖、發酵粉和鹽，全部攪拌均勻。

＊粉類過篩後再加入，成品的口感更佳。

4 加入剩下的材料，再次攪拌均勻。

5 蓋上耐熱容器的蓋子，放進微波爐加熱 4 ～ 5 分鐘。取出後，先用筷子戳戳看，若筷子沒有沾黏到麵團，就表示烤好囉！

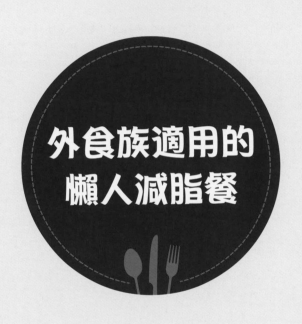

外食族適用的
懶人減脂餐

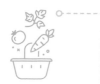

快速備餐購物清單
① Market Kurly

- 以下產品的分量需要根據市售商品的重量增減，購買時請注意重量標示與營養成分。
- 請依據自己的體重、代謝量和活動量調整碳水化合物、蛋白質以及脂肪的攝取量。
- 如果認為醣類攝取過多，請省略點心。

編註：Market Kurly 是韓國的生鮮食品雜貨電商，網址：http://www.kurly.com。以下產品僅在韓國販售，如欲使用不同品牌的產品替代，請對照下表的產品重量與營養成分。

蛋白質滿滿菜單

產品（重量）	碳水化合物	蛋白質	脂肪	糖	熱量
法式吐司					
有機全麥吐司（2片）	28	4.6	4	2.2	148
動物福利蛋（2顆）	0.8	12.4	9.8	0.8	148
甜菊糖（1大匙）	0	0	0	0	0
總計	28.8	17	13.8	3	296
雞胸肉大麥沙拉					
大麥沙拉（1碗）	33.6	4.48	10.36	4.48	294
冷藏雞胸肉（1包）	1	23	1.2	0	105
總計	34	27.48	11.56	4.48	399
豬肉炒飯					
即食蒟蒻糙米飯（2碗，220g）	40	1.8	0	1.8	190
豬前腿肉（150g）	0	30.93	8.4	0	208.5
大蔥（50g）	3.2	0.8	0.2	0	17
低卡 BBQ 醬（100g，4大匙）	20	1	0.3	1.5	38.5
總計	63.2	34.53	8.9	3.3	454
蛋白質點心					
高蛋白玉米片（1包）	25	10	2.9	2	160
總計	25	10	2.9	2	160
總計	151.6	89.01	37.16	12.78	1309

第1餐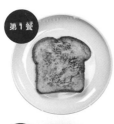

第2餐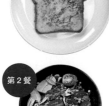

第3餐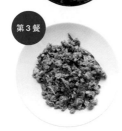

點心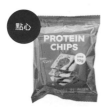

編註：以下產品僅在韓國販售，如欲使用不同品牌的產品替代，請對照下表的產品重量與營養成分。

碳水化合物飽足菜單

產品（重量）	碳水化合物	蛋白質	脂肪	糖	熱量
優格碗					
零脂肪希臘優格（1個170g）	5	18	0	5	90
糙米麥片南瓜口味（1包35g）	31	3	0.7	3.6	135
有機全麥吐司（1片）	14	2.3	2	1.1	74
阿洛酮糖（20g）	10	0	0	0	6
總計	60	23.3	2.7	9.7	305
鮪魚拌飯					
即食蒟蒻糙米飯（110g）	20	2	0.9	0	95
韓式辣椒醬（1大匙）	7	1.5	0.5	1	21.5
鮪魚罐頭（100g）去油	1	14	15	1	285
動物福利蛋（1顆）	0.4	6.2	4.9	0.4	74
總計	28.4	23.7	21.3	2.4	475.5
蝦仁義大利麵					
杜蘭全麥螺旋義大利麵（50g）	31.4	7	1.2	1.65	164.5
蝦仁（100g）	0.91	20.31	1.73	0	106
大豆素肉醬（1包）	18	7	6	0	145
總計	50.3	34.31	8.93	10.65	415.5
熱可可					
熱可可（1包）	20	2	1.5	1	40
Almond Breeze 高蛋白杏仁奶（190ml）	5	4.2	3	5	65
總計	25	4.4	4.5	6	105
總計	163.7	85.71	37.43	28.75	1301

第1餐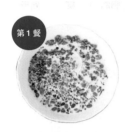

第2餐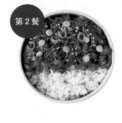

第3餐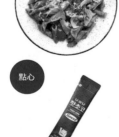

點心

TIP

- 如果一天攝取的熱量偏低，請在午餐時增加碳水化合物的攝取。
- 雞肉辣拌麵（第2餐）的海帶麵，也可以用其他麵類取代。
- 下表中的所有低卡醬料，皆可自由替換為其他品牌的產品。

低熱量菜單

產品（重量）	碳水化合物	蛋白質	脂肪	糖	熱量
全麥貝果夾蛋					
全麥貝果（1個60g）	34.3	5.4	2.75	2.8	183
動物福利蛋（2顆）	0.8	12.4	9.8	0.8	148
低卡番茄醬（50g／2大匙）	7.5	1	0.1	2.5	17.5
低卡芥末醬（50g／2大匙）	8.5	1	0.5	0.25	18.7
總計	51.1	19.8	13.15	6.35	367.2
雞肉辣拌麵					
低卡海帶麵（1包）	2	1	0.1	0	15
冷藏雞胸肉（1包／100g）	1	23	1.2	0	105
低卡拌麵醬（50g／2大匙）	8.25	1	0.35	1.5	17.5
總計	11.25	25	1.65	1.5	137.5
馬鈴薯香煎鮭魚					
鮭魚排（100g）	0	19	15	0	210
馬鈴薯（100g）	20	1.9	0.1	0.9	87
青蔥（50g）	3.2	0.8	0.2	0	17
檸檬汁（1大匙）	3.4	0	0	0	14
低卡BBQ醬（100g／4大匙）	20	1	0.3	1.5	38.5
總計	45.25	22.7	15.6	2.4	366.5
紅豆麵包					
黑芝麻紅豆麵包（1包）	36.3	11.7	4.3	1	212
總計	36.3	11.7	4.3	1	212
總計	151.6	79.2	34.7	11.25	1083.2

第1餐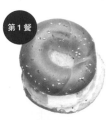

第2餐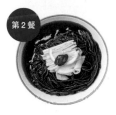

第3餐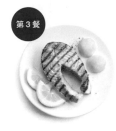

點心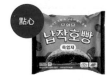

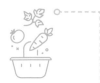

快速備餐購物清單
② Coupang 火箭外送

- 以下產品的分量需要根據市售商品的重量增減,購買時請注意重量標示與營養成分。
- 請依據自己的體重、代謝量和活動量調整碳水化合物、蛋白質以及脂肪的攝取量。
- 如果認為醣類攝取過多,請省略點心。

產品(重量)	碳水化合物	蛋白質	脂肪	糖	熱量
醬汁雞肉飯					
即食糙米飯(100g)	23	2	1	0	112
綜合蔬菜包(100g)	3	2	0	0	17
雞胸肉(110g)	2	24	0	1	107
低卡炸雞醬(50g/2大匙)	31	1	3	0	15
總計	59	29	4	1	251
水果穀麥希臘優格					
科克蘭零脂肪希臘優格(100g)	4	10	0	3	55
高蛋白餅乾(5~6小塊)	10	4	0	0	56
Nature's Path 優質有機格蘭諾拉麥片(30g)	18	4	5	6	150
蔓越莓乾(10顆)	3	0	0	2	10
阿洛酮糖(20g/1大匙)	10	0	0	0	6
總計	45	18	5	11	277
綜合蔬菜三明治					
全麥吐司(2片)	33	7	3	3	185
Vivid Kitchen 低卡醬(100g)	17	2	1	2	38
澳洲產和牛牛腱肉(100g)	0	23	3	0	128
茄子(100g)	7	1	4	2	60
紫蘇葉(30g)	1	0	0	0	18
萵苣(90g)	2.3	0.9	0	0	11
總計	58	33	11	7	429

第1餐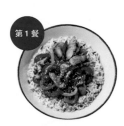

第2餐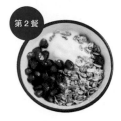

第3餐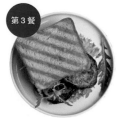

編註：Coupang 火箭外送是韓國最大電商平台，網址：https://www.tw.coupang.com/。2022 年進軍台灣，讓消費者可用實惠的價格選購來自韓國及世界各地的數百萬種商品。目前在台灣的業務僅提供購物網站，以下產品僅在韓國販售，如欲使用不同品牌的產品替代，請對照下表的產品重量與營養成分。

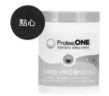

點心

蛋白奶昔					
PROTEE.ONE蛋白粉（70g／2匙）	12	17	0.9	1	110
零脂肪滅菌牛奶（200ml）	9	6	0	9	60
總計	21	23	0.9	10	172
總計	183	103	20.9	29	1129

TIP

- 增加蔬菜的分量，能夠維持低熱量，又能吃得更有飽足感。
- 如果手邊有正在吃的穀麥（Granola）就可以直接使用，但建議選擇糖分低的商品。
- 蛋白奶昔（點心）可依個人喜好替換為其他品牌，但請確認糖分不可太高，以及蛋白質含量需足夠（請參考上表數值）。

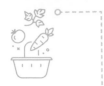

外食族快瘦攻略
① Subway

減肥又需要外食的時候，沒有比 Subway 更方便的了。Subway 潛艇堡最大的優點，是可以按照自己的喜好組合出營養均衡的一餐。但實際在組合搭配的時候，還是需要了解各食材的營業成分。請參考以下的步驟選擇麵包、蔬菜與醬料，以後在 Subway 點餐時就不怕踩雷！

Step 1：選擇飽和脂肪含量低的口味

種類	蛋白質	飽和脂肪	熱量
活力鮮蝦（台灣無販售）	13.6	0.6	229
素食蔬菜	9.2	0.6	209
火雞	18.3	0.9	259
火腿	19	1	262
照燒雞肉	26.5	1.2	314
香烤雞肉	26	1.3	300
鮪魚	26.9	1.4	316
韓式 BBQ（台灣無販售）	25.6	2.1	372
燻烤豬肉（台灣無販售）	24.8	2.1	327
百味俱樂部	19.5	2.4	293
燒烤 BBQ 雞肉（台灣無販售）	29.1	2.5	327
酪梨火雞肉培根（台灣無販售）	19.9	3.2	349
B.L.T.	15.9	3.7	300
厚切嫩牛	28.1	4.2	355
蛋沙拉堡	16.4	4.8	416
義大利經典	21	5.9	388

Step 2：選擇麵包

　　Subway 共有六種麵包（目前家鄉麵包已停售）。雖然有人會認為選擇小麥麵包最有利於減重，但其實各款麵包的營養成分差異不大，所以選擇喜歡的麵包即可。如果一定要選的話，我推薦飽和脂肪和糖分含量較低的白麵包和巴馬乾酪麵包。

麵包	蛋白質	飽和脂肪	糖	鈉	熱量
白麵包	6.1	0.3	2.8	343	202
巴馬乾酪麵包	6.3	0.4	3.2	489	213
小麥麵包	8.4	0.5	5	257	192
蜂蜜燕麥麵包	8.8	0.6	9.3	306	235
家鄉麵包（台灣已停售）	7	1	3	340	210
火焰烤餅	16.2	1.7	3.9	936	467

Step 3：挑選起司和醬料

　　吃起司並不代表熱量攝取量會大幅上升。以下這幾種起司，營養成分最好的是飽和脂肪含量和熱量都較低的三角切片起司。

起司	蛋白質	飽和脂肪	糖	鈉	熱量
三角切片起司	1.8	1.9	0.4	193	35.3
莫札瑞拉起司	2.8	2.1	0.2	82.3	43.8
切絲巧達起司	3.2	2.4	0	84.7	53.6

醬料請選擇紅酒醋和橄欖油。如果想選擇這兩種之外的醬料，可以選擇黃芥末醬和辣味西南醬。避免糖類含量高的甜辣醬、甜蔥醬和煙燻燒烤醬。

醬料	蛋白質	飽和脂肪	糖	鈉	熱量
紅酒醋	0	0	0	0	0.7
橄欖油	0	2.1	0	0	124
黃芥末醬	1.1	0.1	0.2	193	15.3
墨西哥西南醬	0.4	1.6	1	160	96.5
煙燻燒烤醬（台灣無販售）	0.2	0.1	7	132	32.8
甜蔥醬	0.1	0	8.2	81.7	40.1
甜辣醬（台灣無販售）	0.1	0	9.2	163	40

外食族快瘦攻略
② Olive Young

- Olive Young 的食品以即食料理為主，所以一定要搭配富含膳食纖維的食品。如果因為忙碌而無法備餐，可以依照以下建議選擇與搭配。
- 請依據自己的體重、代謝量和活動量，調整碳水化合物、蛋白質以及脂肪的攝取量。
- 如果認為熱量過低，請考量整體比例增加攝取量。

編註：Olive Young 是韓國大型的連鎖美妝店，類似台灣的屈臣氏與康是美。除了販售美妝商品之外，還有許多健康食品與生活小物。以下產品僅在韓國販售，如欲使用不同品牌的產品替代，請對照下表的產品重量與營養成分。

	產品	碳水化合物	蛋白質	飽和脂肪	糖	熱量
第1餐	DANO 糙米燕麥（南瓜口味）	29	2	3.3	3.5	149
	DANO 糙米燕麥奶	9	2	3.3	2	70
	高蛋白質年糕餅乾	13	10.2	4.3	1	132
	DeliHwang 黃太魚乾（奶油口味）	6	12	0.6	3	75
	總計	57	26.2	11.5	9.5	426
第2餐	DANO 艾草纖食代餐	7	15	1	0	95
	Da Shin 全麥高蛋白餅乾（辣味）	33	9	0.9	9	170
	總計	40	24	1.9	9	265
第3餐	DANO 高蛋白糙米燕麥	13	18	2.2	1	140
	Bobsnu 黑豆奶	10	6	3.2	4	85
	高蛋白洋芋片	25	10	2.6	2	160
	總計	48	34	8	7	385
點心	Calobye 蛋白飲葡萄口味	2	15	0	0	70
	總計	2	15	0	0	70
總計		147	99.2	21.4	25.5	1146

外食族快瘦攻略
③ 巴黎貝甜（Paris Baguette）

在控制飲食的過程中，有時候沒時間料理，這種時候可以聰明運用市售商品。不要因為太忙而讓自己略過一餐，多少都要吃到含有碳水化合物、蛋白質和脂肪的營養均衡餐點。

編註：巴黎貝甜（Paris Baguette）是韓國連鎖麵包店，主要販售法式麵包、三明治、蛋糕和咖啡等品項，目前在全球擁有 6000 多家連鎖店。以下產品僅在韓國販售，如欲使用不同品牌的產品替代，請對照下表的產品重量與營養成分。

品項		總重量	熱量	鈉	糖	飽和脂肪	蛋白質
	法式長棍麵包	200	530	1240	1	0.3	18
		進行飲食控制時如果想吃麵包，建議吃沒有奶油的麵包，其中法式長棍麵包的營養成分極佳，是最好的選擇。					
	植物牛肉沙拉捲	200	305	103	20	3.3	13
		能攝取到碳水化合物、蛋白質和膳食纖維，但糖分很高，請勿吃醬料。可依個人攝取量增加碳水化合物。					
	健康純種酵母麵包 &火腿蛋三明治	230	515	1140	6	5	14
		含有雞蛋和蔬菜，能一次攝取到蛋白質和膳食纖維。一餐只吃 14 公克的蛋白質稍嫌不足，建議再自行補充蛋白質。					
	烤雞佛卡夏	130	255	330	4	3.6	12
		鈉、飽和脂肪以及糖分的含量都很低，比起披薩是更好的選擇。一餐只吃 12 公克的蛋白質稍嫌不足，建議再自行補充蛋白質。					

外食族快瘦攻略
④ CU 便利商店

如果附近沒有 Olive Young 和巴黎貝甜，可能只剩便利商店可以選擇了。超商食品雖然方便，但如果不懂得如何選擇，可能會不小心攝取高糖、高脂卻低營養成分的食材。因此，不得不要在便利商店簡單用餐時，請參考以下菜單。

編註：CU 是韓國連鎖便利商店。以下產品僅在韓國販售，如欲使用不同品牌的產品替代，請對照下表的產品重量與營養成分。

品項		總重量	熱量	鈉	糖	飽和脂肪	蛋白質
	雞肉蒟蒻麵	220	100	814	6.73	1.17	9.22
		含有蒟蒻麵和雞胸肉的人氣健身餐點，味道微酸。碳水化合物和蛋白質的含量各 0 公克，蛋白質的含量偏低，建議再自行補充蛋白質。					
	碳蛋脂香草雞肉碗	197	263	460	13	0.9	19
		這款沙拉的碳水化合物、蛋白質和脂肪營養均衡。雞胸肉、瑞可塔起司、橄欖和番茄能提供飽足感。如果可以的話，避免吃糖分偏高的蔓越莓。					
	Tams zero	600	10	70	0	0	0
		如果零卡可樂和零卡汽水都無法滿足你，我推薦這款韓國特有的碳酸飲料。使用阿洛酮糖替代糖分，因此熱量很低。					
	雞胸肉串	80	125	570	2	1	12
		特色是雞胸肉十分鮮嫩，味道清淡爽口。懶得自己準備雞胸肉或者要在外面簡單找點東西吃時，建議選擇這項商品。					

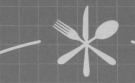

運動營養師的
特別講座

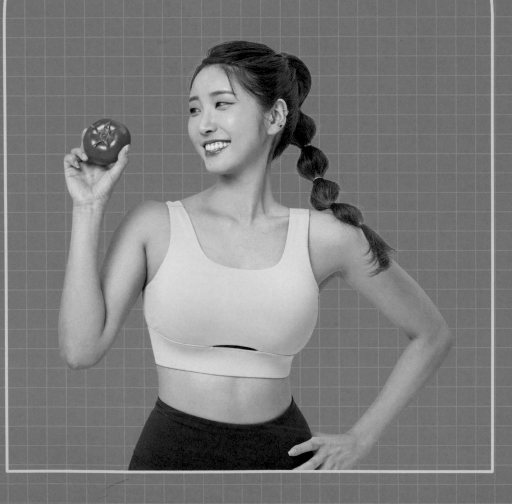

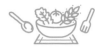

——運動營養師的特別講座——
這些看起來容易發胖的食物，
其實讓你愈吃愈瘦

　　我目前在韓國線上健身平台擔任講師，負責指導學員們的飲食。當我跟學員說義大利麵有助於瘦身時，很多人會問我：「吃義大利麵不是會變胖嗎？」雖然難以置信，但義大利麵屬於複合碳水化合物，蛋白質含量高，是 CP 值極高的瘦身料理！吃義大利麵會變胖不是因為麵條，是因為濃郁的醬料和閃閃發光的油脂。試想，如果在糙米飯上淋滿醬料和油，吃了當然會變胖吧？義大利麵也是同樣的道理。

　　我之所以會推薦義大利麵當成瘦身料理，是因為「麵條」的成分。義大利麵並不是用麵粉製成的，而是將堅硬粗糙的杜蘭小麥磨成粉製成的，是優質的碳水化合物。如果說一般的麵粉是白米，那麼杜蘭小麥就接近於糙米。我們進行飲食控制時經常用糙米取代白米；同樣的道理，用杜蘭小麥製成的義大利麵取代麵粉製成的麵條，就有助於減重。

杜蘭小麥跟一般小麥不同，帶點黃色；跟糙米一樣，蛋白質和麩質含量高，顆粒粗，消化和吸收的速度比較慢。由於身體會慢慢吸收，所以就算吃同樣的分量，也不會像簡單碳水化合物那樣容易發胖。此外，杜蘭小麥是複合碳水化合物，所以在分解過程中會消耗能量，也就是說，只要在料理時多留意醬料和油的分量，義大利麵可以是優質的減肥食材。

在控制飲食時不僅要減重，也要讓血糖維持穩定，增肌效果才會好，因此一日三餐的菜單中一定要加入適量的複合碳水化合物，不建議進行極端的減醣飲食。此外，如果再加入一些富含蛋白質和膳食纖維的食材，就是十分理想的健身餐。

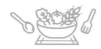

減脂期可以吃炸雞？
這樣吃韓式炸雞不怕胖！

　　應該沒有人討厭吃炸雞吧？近幾年，韓國知名炸雞品牌「橋村炸雞」、「NENE Chicken」、「bb.q chicken」和「起家雞」等陸續在台灣開店，加上台灣到處可見的雞排攤，「炸雞」可以說是最受歡迎的下酒菜。但是，大部分的店家都不會標示炸雞營養成分，所以很難得知正確的營養資訊。減肥時卻非常想吃炸雞的話，該選擇哪一種炸雞，才能讓傷害降到最低呢？以下就讓我們以營養學的角度仔細剖析。

一般炸雞 vs 韓式炸雞 vs 烤雞

　　以下比較 11 間韓國知名連鎖炸雞店的營養成分，你最喜歡什麼口味、哪一個部位的炸雞呢？以我自己為例，在控制飲食時會選擇烤雞，然後把皮去掉不吃。這樣的做法是否正確？烤雞、一般炸雞跟韓式炸雞之間，究竟有什麼差異呢？

韓國 11 間連鎖炸雞店品牌營養成分平均值

	一般炸雞	韓式炸雞	烤雞
鈉（毫克）	2290	3989	2395
糖（公克）	2.6	64.7	4.0～26.6
飽和脂肪（公克）	28.3	29.1	14

為了能接近現實情況，我不是以「100 公克」為單位，而是以「一隻全雞」為單位來分析營養成分。畢竟，應該沒有人點了炸雞之後，會只吃 100 公克吧？首先，我們來看 11 間品牌的鈉、飽和脂肪和糖的平均值。

不加醬料、沒有經過醃製的一般炸雞，鈉含量是 2290 毫克，所以吃一隻雞就會超過鈉的一日建議攝取量 2000 毫克；糖分是 2.6 公克，因為沒有添加醬料，所以比較低；飽和脂肪是 28.3 公克。

炸之前經過醃製、必須下油鍋炸兩次的韓式炸雞，鈉含量是 3989 毫克，是一般炸雞的 1.7 倍，相當於鈉的一日建議攝取量的兩倍；糖分是 64.7 公克，這可以說是非常高的數值，相當於 22 顆方糖。所以吃一整隻韓式炸雞就等於吃進 22 顆方糖；飽和脂肪是 29.1 公克，跟一般炸雞的差異不大。

烤雞的鈉含量是 2395 毫克，跟一般炸雞差異不大；沒有沾醬的烤雞糖分是 4.0 公克，有沾醬的烤雞糖分是 26.6 公克，所以有沒有沾醬，糖分的差異很大；飽和脂肪是 14 公克，是一般炸雞的一半。

編註：①下頁皆為韓國當地的炸雞連鎖店，其中橋村炸雞、NeNe 炸雞、Mom's Touch、bb.q、起家雞、百力佳納在台灣已開設分店（截至 2023 年 11 月為止的資訊）。
②重量是指除了骨頭之外的肉和醬料等所有部分的重量。
③「Hosigi 兩隻炸雞」的產品都是兩隻雞，所以表格上的數據是兩隻雞。

連鎖炸雞品牌營養成分

品牌	橋村	Goobne	NeNe	ToreOre	Mom's Touch	Mexicana
一般炸雞	Fried	Original	Fried Mild	五穀 Fried	Fried	Fried
重量	674	442	636	715	661	692
熱量	2467	1083	2105	2460	2049	2380
鈉	779	1795	2417	2767	2399	2034
糖	1.3	4.0	1.3	1.4	2.0	2.8
飽和脂肪	22.2	15.0	41.3	30.3	28.4	22.1
韓式炸雞	Red Original	火山烤雞	Shocking 辣醬	Real 辣醬	辣醬	特辣炸雞
重量	582	501	994	977	1020	779
熱量	2084	1097	2853	2931	2989	2205
鈉	1851	2395	4364	2563	5630	3864
糖	27.9	26.6	91.4	68.4	76.5	94.3
飽和脂肪	19.2	13.5	43.7	28.3	33.7	19.5
辣椒素	19.2	6.0	20.9	28.3	20.4	19.5

品牌	bb.q	BHC	起家雞	百力佳納	Hosigi 兩隻炸雞
一般炸雞	黃金橄欖	向日葵	Fried	Fried	Fried
重量	668	721	588	618	1087
熱量	2084	2502	2023	2027	3348
鈉	3146	2286	1682	1588	3174
糖	6.7	5.8	1.2	0.6	1.1
飽和脂肪	32.1	22.4	28.8	27.8	34.8
韓式炸雞	Red 辣蒜醬	辣醬	火辣醬	辣醬	辣醬
重量	638	1111	853	895	1597
熱量	2099	3589	2559	2685	4935
鈉	3458	5344	3352	3473	6644
糖	24.2	62.2	95.5	42.1	201.0
飽和脂肪	30.0	30.0	29.0	28.6	46.0
辣椒素	10.8	20.0	17.1	14.3	12.8

炸雞在調理過程中有用鹽醃製過，所以鈉含量很高，尤其韓式炸雞是在炸過或烤過之後再加上一層醬料，所以更不利於減重。其實光是吃半隻韓式炸雞，攝取的鈉和飽和脂肪量已經達到一日建議攝取量。雞肉是用炸的還是用烤的、有沒有沾醬，其營養成分都會有很大的差異，所以挑選時請儘量選擇烤雞（最好要去皮），以及沒有沾醬的品項。

找出最佳炸雞！

挑選時，請特別注意「鈉」和「飽和脂肪」的含量。只看鈉含量的話，會發現 11 間連鎖炸雞店中，百力佳納的一般炸雞是最低的。要特別注意的是，Goobne 的「火山烤雞」雖然是烤雞，但鈉含量卻高達 2395 毫克，這是因為它使用了大量醬料。因此，就算是烤雞，只要有沾醬，鈉含量還是可能會超標。如果要控制鈉的攝取量，我最推薦百力佳納的 Fried 或 Goobne 的 Original。

鈉含量&飽和脂肪含量最低的品項（每100g）

	一般炸雞	韓式炸雞	烤雞
鈉含量最低的品項	百力佳納 Fried 257mg	橋村炸雞的 Original 318mg	X
飽和脂肪含量最低的品項	BHC 的向日葵 3.1g	Mexicana 的特辣炸雞 2.5g	Goobne 炸雞 Original 3.4g

　　如果要比較哪個飽和脂肪含量最低，一般炸雞是 BHC 的向日葵，韓式炸雞則是 Mexicana 的特辣炸雞；如果需要注意飽和脂肪的攝取，我最推薦 Goobne 的 Original 或 Mexicana 的特辣炸雞。附帶一提，雖然 Mexicana 特辣炸雞每 100 公克飽和脂肪的含量更低，但烤雞的重量比一般炸雞小，所以如果以一整隻雞的分量來計算的話，比起吃炸雞，吃烤雞所攝取的飽和脂肪會比較少。

聰明吃炸雞的訣竅總整理

① 請搭配沙拉或蔬菜一起吃

　　大部分炸雞的鈉含量都超過一日建議量，所以最好能搭配含有鈣質的蔬菜，因為鈣質可以幫助排出鈉。鈣質豐富的蔬菜有番茄、紅蘿蔔和洋蔥等等，而且搭配膳食纖維也較快有飽足感，有助於控制吃炸雞的量。

部位	雞胸	雞腿	大雞腿	雞翅
熱量	102	126	188	218
蛋白質	23.1	18.2	17.0	17.5
脂肪	0.4	4.3	12.3	15.2

② 請挑選雞胸肉和雞腿肉

　　雞肉中飽和脂肪含量最低的部位絕對是雞胸肉。如果除了雞胸肉之外還想再多吃一個部位，請選擇雞腿。雞腿的飽和脂肪含量會比雞翅或大雞腿低很多。

③ 請選擇烤雞

　　為了降低熱量和脂肪攝取量，建議選擇烤雞。如果還是很想吃炸雞，剝掉炸雞外皮後再吃，也是一個減少攝取熱量的方法。

減脂期可以吃泡麵？
無罪惡感享用 12 種韓國泡麵！

　　泡麵是最常被誤會為「會發胖的食物」之一。很有趣的是，減肥時最難割捨的食物中，不少人也會第一個說出「泡麵」。不過，只要以營養學的角度分析泡麵的營養成分，就知道其實泡麵並不會妨礙減肥──意思就是，你可以放心吃！究竟，為什麼減肥時可以吃泡麵？如何選出營養成分比較好的泡麵？以下就讓我們一起來瞭解，關於泡麵的真相。

為什麼減肥時可以吃泡麵？

　　事實上，泡麵的營養成分比我們想的還要好。以韓國人一日營養素建議攝取比例來計算，19 歲以上的成年人一日所需的營養攝取量，跟一碗辛拉麵的營養成分相比，會發現辛拉麵無法滿足成年人一餐碳水化合物的攝取量，蛋白質也稍嫌不足，而脂肪和飽和脂肪都在建議攝取量內。以熱量來說，一碗辛拉麵的熱量是 505 大卡，

也不算非常高。當然如果你一餐吃兩包、三包，熱量當然就會超標，但絕對不會因為一餐吃了一包泡麵就變胖。

一日營養素建議攝取比例

	碳水化合物	蛋白質	脂肪	飽和脂肪
19 歲以上成年人	55～65%	7～20%	15～30%	7%以下

以一日吃三餐來說，一餐所需的營養攝取量（公克）

	碳水化合物	蛋白質	脂肪	飽和脂肪
男性	119～141	15～43	14～29	20（一天為單位）
女性	96～114	12～35	12～23	16（一天為單位）

一包辛拉麵的營養成分（公克）

熱量	碳水化合物	蛋白質	脂肪	飽和脂肪
505 大卡	79	10	16	9

以營養學的角度來說，吃泡麵時最好搭配其他食物來補足缺乏的蛋白質、膳食纖維和礦物質，例如：蛋白質含量高的雞蛋、膳食纖維豐富的蔬菜，還有礦物質豐富的起司片。不過要提醒大家要注意鈉含量，鈉的一日建議攝取量是 2000 毫克，一包泡麵的平均鈉含量卻高達 1700 毫克，所以吃泡麵時，建議少喝一點湯，以免鈉含量超標。

關於泡麵，我們所不知道的真相

你知道嗎？泡麵之中通常都含有維生素。你是否曾經疑惑過，既然泡麵是麵粉做的，為何麵體卻不是白色而是黃色的呢？這是因為麵體中含有維他命 B2。維生素 B2 被稱為核黃素（Riboflavin），「flavin」在拉丁文裡是黃色的意思。下次吃泡麵時，可以觀察一下麵體的顏色，來確認有沒有添加維他命 B2。辛拉麵含有維生素 B2，麵體呈黃色，牛骨湯麵則沒有維生素 B2，麵體呈白色。

找出適合減脂期吃的優質泡麵！

挑選泡麵時，請比較「鈉」和「飽和脂肪」。據韓國消費者院（負責消費者保護業務的機構）統計，消費者喜好度最高的 12 款泡麵之中，鈉含量最低的泡麵是三養 SamYang 的「長崎風味強棒拉麵」，飽和脂肪含量最低的泡麵是農心的「魷魚炒碼麵」。如果綜合比較食材，會發現其實這 12 款泡麵的營養成分差異不大，但我會將「鈉」和「飽和脂肪」含量很低的魷魚炒碼麵和長崎風味強棒拉麵選為最優質的泡麵。

韓國 12 款泡麵的鈉含量

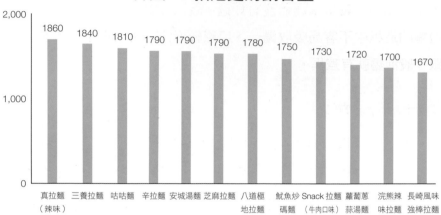

韓國 12 款泡麵的飽和脂肪含量

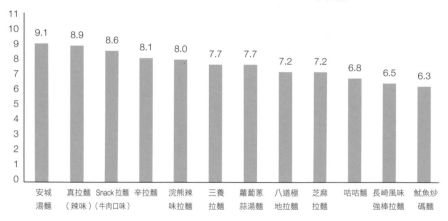

健康吃泡麵的兩個密技

① 請選擇非油炸麵

辛拉麵使用非油炸的麵體，跟其他泡麵相比，營養成分真的很不錯。非油炸麵是指麵體沒有炸過，麵條經過日曬風乾製成，在泡泡麵的過程中不容易吸收湯汁，口感較清淡，所以在脂肪含量方面跟一般泡麵就有差異。

② 請改變調理方法

營養成分攝取量也取決於調理方法。根據消費者研究院的資料，若將煮泡麵的水倒掉，另外再煮湯，營養成分就會明顯有所不同。如果覺得這個方法很麻煩，還有一個方法，就是少喝一點湯，就能減少鈉的攝取。

台灣廣廈 國際出版集團
Taiwan Mansion International Group

國家圖書館出版品預行編目（CIP）資料

真正可以降低體脂肪的吃法：以運動營養學為基礎，健身前
中後聰明吃，加速達成增肌減脂的最強飲食攻略 / 文碩氣
（FITVELY），趙恩緋著；葛瑞絲翻譯. -- 初版. -- 新北市：蘋果
屋出版社有限公司, 2024.02
　面；　公分
ISBN 978-626-97781-6-4(平裝)
1.CST: 健康飲食 2.CST: 減重 3.CST: 食譜

411.3　　　　　　　　　　　　　112020152

真正可以降低體脂肪的吃法
以運動營養學為基礎，健身前中後聰明吃，加速達成增肌減脂的最強飲食攻略

作　　　者／文碩氣（FITVELY）	編輯中心編輯長／張秀環・編輯／周宜珊
	趙恩緋	封面・內頁設計／曾詩涵・何偉凱
翻　　　譯／葛瑞絲	內頁排版／菩薩蠻數位文化有限公司
	製版・印刷・裝訂／東豪・弼聖・秉成

行企研發中心總監／陳冠蒨　　　　　線上學習中心總監／陳冠蒨
媒體公關組／陳柔彣　　　　　　　　數位營運組／顏佑婷
綜合業務組／何欣穎　　　　　　　　企製開發組／江季珊、張哲剛

發　行　人／江媛珍
法律顧問／第一國際法律事務所 余淑杏律師・北辰著作權事務所 蕭雄淋律師
出　　　版／蘋果屋
發　　　行／蘋果屋出版社有限公司
　　　　　　地址：新北市235中和區中山路二段359巷7號2樓
　　　　　　電話：（886）2-2225-5777・傳真：（886）2-2225-8052

代理印務・全球總經銷／知遠文化事業有限公司
　　　　　　地址：新北市222深坑區北深路三段155巷25號5樓
　　　　　　電話：（886）2-2664-8800・傳真：（886）2-2664-8801
郵政劃撥／劃撥帳號：18836722
　　　　　　劃撥戶名：知遠文化事業有限公司（※單次購書金額未達1000元，請另付70元郵資。）

■ 出版日期：2024年02月　　　　ISBN：978-626-97781-6-4